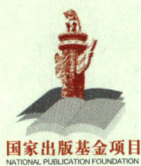

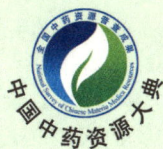

中国中药资源大典
——中药材系列

中药材生产加工适宜技术丛书
中药材产业扶贫计划

黄精生产加工适宜技术

总 主 编 黄璐琦

主 编 杨维泽 杨绍兵

副 主 编 张金渝 杨美权 左应梅

中国医药科技出版社

内 容 提 要

《中药材生产加工适宜技术丛书》以全国第四次中药资源普查工作为抓手，系统整理我国中药材栽培加工的传统及特色技术，旨在科学指导、普及中药材种植及产地加工，规范中药材种植产业。本书为黄精生产加工适宜技术，包括：概述、黄精药用资源、黄精栽培技术、黄精药材质量评价、黄精现代研究与应用、黄精种植历史及现状、黄精市场动态及应用前景等内容。本书适合中药种植户及中药材生产加工企业参考使用。

图书在版编目（CIP）数据

黄精生产加工适宜技术 / 杨维泽，杨绍兵主编 . — 北京：中国医药科技出版社，2018.3

（中国中药资源大典.中药材系列.中药材生产加工适宜技术丛书）

ISBN 978-7-5067-9771-9

Ⅰ.①黄… Ⅱ.①杨… ②杨… Ⅲ.①黄精—中药加工 Ⅳ.① R282.71

中国版本图书馆 CIP 数据核字（2017）第 287838 号

美术编辑　陈君杞

版式设计　锋尚设计

出版　中国医药科技出版社

地址　北京市海淀区文慧园北路甲 22 号

邮编　100082

电话　发行：010-62227427　邮购：010-62236938

网址　www.cmstp.com

规格　710×1000mm　$^1/_{16}$

印张　$8^3/_4$

字数　77 千字

版次　2018 年 3 月第 1 版

印次　2021 年 3 月第 3 次印刷

印刷　北京盛通印刷股份有限公司

经销　全国各地新华书店

书号　ISBN 978-7-5067-9771-9

定价　25.00 元

中药材生产加工适宜技术丛书
—— 编委会 ——

本书编委会

主　　编　杨维泽　杨绍兵

副 主 编　张金渝　杨美权　左应梅

编写人员（按姓氏笔画排序）

王绍丽（云南中医药中等专业学校）

左智天（云南省农业科学院药用植物研究所）

石　瑶（云南省农业科学院药用植物研究所）

邓先能（云南省农业科学院药用植物研究所）

许宗亮（云南省农业科学院药用植物研究所）

李新华（云南省怒江傈僳族自治州贡山独龙族怒族
　　　　自治县普拉底乡农业综合服务中心）

杨天梅（云南省农业科学院药用植物研究所）

陈秀花（云南省怒江傈僳族自治州贡山独龙族怒族
　　　　自治县农业局土壤肥料工作站）

金　航（云南省农业科学院药用植物研究所）

赵安洁（云南省农业科学院药用植物研究所）

简邦丽（云南省临沧市云县农业局农业技术推广站）

序

我国是最早开始药用植物人工栽培的国家，中药材使用栽培历史悠久。目前，中药材生产技术较为成熟的品种有200余种。我国劳动人民在长期实践中积累了丰富的中药种植管理经验，形成了一系列实用、有特色的栽培加工方法。这些源于民间、简单实用的中药材生产加工适宜技术，被药农广泛接受。这些技术多为实践中的有效经验，经过长期实践，兼具经济性和可操作性，也带有鲜明的地方特色，是中药资源发展的宝贵财富和有力支撑。

基层中药材生产加工适宜技术也存在技术水平、操作规范、生产效果参差不齐问题，研究基础也较薄弱；受限于信息渠道相对闭塞，技术交流和推广不广泛，效率和效益也不很高。这些问题导致许多中药材生产加工技术只在较小范围内使用，不利于价值发挥，也不利于技术提升。因此，中药材生产加工适宜技术的收集、汇总工作显得更加重要，并且需要搭建沟通、传播平台，引入科研力量，结合现代科学技术手段，开展适宜技术研究论证与开发升级，在此基础上进行推广，使其优势技术得到充分的发挥与应用。

《中药材生产加工适宜技术》系列丛书正是在这样的背景下组织编撰的。该书以我院中药资源中心专家为主体，他们以中药资源动态监测信息和技术服务体系的工作为基础，编写整理了百余种常用大宗中药材的生产加工适宜技术。全书从中药材的种植、采收、加工等方面进行介绍，指导中药材生产，旨在促进中药资源的可持续发展，提高中药资源利用效率，保护生物多样性和生态环境，推进生态文明建设。

丛书的出版有利于促进中药种植技术的提升，对改善中药材的生产方式，促进中药资源产业发展，促进中药材规范化种植，提升中药材质量具有指导意义。本书适合中药栽培专业学生及基层药农阅读，也希望编写组广泛听取吸纳药农宝贵经验，不断丰富技术内容。

书将付梓，先睹为悦，谨以上言，以斯充序。

中国中医科学院 院长

中 国 工 程 院 院士

丁酉秋于东直门

总 前 言

中药材是中医药事业传承和发展的物质基础，是关系国计民生的战略性资源。中药材保护和发展得到了党中央、国务院的高度重视，一系列促进中药材发展的法律规划的颁布，如《中华人民共和国中医药法》的颁布，为野生资源保护和中药材规范化种植养殖提供了法律依据；《中医药发展战略规划纲要（2016—2030年）》提出推进"中药材规范化种植养殖"战略布局；《中药材保护和发展规划（2015—2020年）》对我国中药材资源保护和中药材产业发展进行了全面部署。

中药材生产和加工是中药产业发展的"第一关"，对保证中药供给和质量安全起着最为关键的作用。影响中药材质量的问题也最为复杂，存在种源、环境因子、种植技术、加工工艺等多个环节影响，是我国中医药管理的重点和难点。多数中药材规模化种植历史不超过30年，所积累的生产经验和研究资料严重不足。中药材科学种植还需要大量的研究和长期的实践。

中药材质量上存在特殊性，不能单纯考虑产量问题，不能简单复制农业经验。中药材生产必须强调道地药材，需要优良的品种遗传，特定的生态环境条件和适宜的栽培加工技术。为了推动中药材生产现代化，我与我的团队承担了农业部现代农业产业技术体系"中药材产业技术体系"建设任务。结合国家中医药管理局建立的全国中药资源动态监测体系，致力于收集、整理中药材生产加工适宜技术。这些适宜技术限于信息沟通渠道闭塞，并未能得到很好的推广和应用。

本丛书在第四次全国中药资源普查试点工作的基础下，历时三年，从药用资源分布、栽培技术、特色适宜技术、药材质量、现代应用与研究五个方面系统收集、整理了近百个品种全国范围内二十年来的生产加工适宜技术。这些适宜技术多源于基层，简单实用、被老百姓广泛接受，且经过长期实践、能够充分利用土地或其他资源。一些适宜技术尤其适用于经济欠发达的偏远地区和生态脆弱区的中药材栽培，这些地方农民收入来源较少，适宜技术推广有助于该地区实现精准扶贫。一些适宜技术提供了中药材生产的机械化解决方案，或者解决珍稀濒危资源繁育问题，为中药资源绿色可持续发展提供技术支持。

本套丛书以品种分册，参与编写的作者均为第四次全国中药资源普查中各省中药原料质量监测和技术服务中心的主任或一线专家、具有丰富种植经验的中药农业专家。在编写过程中，专家们查阅大量文献资料结合普查及自身经验，几经会议讨论，数易其稿。书稿完成后，我们又组织药用植物专家、农学家对书中所涉及植物分类检索表、农业病虫害及用药等内容进行审核确定，最终形成《中药材生产加工适宜技术》系列丛书。

在此，感谢各承担单位和审稿专家严谨、认真的工作，使得本套丛书最终付梓。希望本套丛书的出版，能对正在进行中药农业生产的地区及从业人员，有一些切实的参考价值；对规范和建立统一的中药材种植、采收、加工及检验的质量标准有一点实际的推动。

2017年11月24日

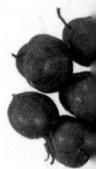

前　言

黄精为我国具有悠久药用历史的名贵药材之一，是2014年国家卫生和计划生育委员会（以下简称卫计委）公布的药食同源的中药材之一，具有补气养阴、健脾、润肺、益肾等功能，主要用于脾胃气虚、体倦乏力、胃阴不足、口干食少、肺虚燥咳、劳嗽咯血、精血不足、腰膝酸软、须发早白、内热消渴等症。目前，黄精用于多种中成药和保健品，如黄精巴戟胶囊、益元黄精糖浆、黄精丸、黄精当归片、黄精葛根胶囊、人参黄精口服液等。此外黄精还用于多种化妆品。长期以来黄精药材主要依靠野生资源，由于不合理的利用和采挖方式，致使黄精野生资源枯竭，人工种植尚处于起步阶段。自然状态黄精生长速度缓慢，种子萌发率低，由于原料的供应不足，严重制约了黄精产业的可持续发展。

云南省根据云南的地理气候优势，大力发展中草药种植，发展生物大健康产业，黄精、滇黄精也是云南大力发展的中药材种类之一。云南省农业科学院药用植物研究所自成立以来就开展了黄精种质资源的收集与保存工作，并开展了滇黄精的优良品种选育、种子育苗、滇黄精组织培养技术、种植技术及病虫害的防控技术研究，并取得了一定的成果。

本书汇集了一批长期从事黄精种植技术的一线工作专家和工作人员，在多年研究实践的基础上，从黄精形态学分类和药材学鉴别着手，考证了其历史沿革，叙述了其新品种选育、生物学特性、生长发育规律；介绍了其功能主治、药理药效、植物化学成分和鉴别；叙述了滇黄精种植技术和产地初加工技术，并对市场动态及应用前景进行了简单分析，是目前有关黄精较为全面的种植技术书籍。随着我国生物医药产业的迅猛发展，跨越式发展中药材种植产业方兴未艾，适应生物医药产业的可持续发展趋势尤显，尤其是实施精准扶贫对中药材生产加工适宜技术的迫切需要，本书出版正当时宜。

特别感谢云南省农业科学院环境资源研究所的杨明英研究员为本书提供滇黄精病虫害的鉴定内容。本书的部分成果得益于云南省科技计划项目"低纬山区滇黄精和白及优良种源选育及其林药复合规范化种植技术研究与示范"课题的资助，在此也一并感谢。

由于编写人员水平所限，书中的疏漏错误之处，希望读者给予批评指正。

编者

2017年10月

2

目　录

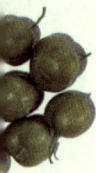

第1章

概　述

黄精属（*Polygonatum*）属于百合科植物，全世界有约40个种，广布于北温带。我国有31种，全国各地均有分布，其中某些种为特定地区的特有物种。其中黄精、滇黄精和多花黄精为药典黄精药材的基原植物。黄精主要分布于安徽、浙江及东北和华北各省，多花黄精主要分布于陕西、湖北及长江以南各省市；滇黄精为我国特有种，又名节节高、仙人饭等，主要分布于云南、四川、贵州和广西。目前，主要种植的品种为黄精、滇黄精和多花黄精。

黄精药材基源为百合科黄精属黄精（*P. sibiricum* Red.）、滇黄精（*P. kingianum* Coll. et Hemsl.）和多花黄精（*P. cyrtonema* Hua）的干燥块根。按物种和形状不同习称为"鸡头黄精""大黄精"和"姜形黄精"。黄精性平、味甘，具有补气养阴、健脾、润肺、益肾等功能，主要用于脾胃气虚、体倦乏力、胃阴不足、口干食少、肺虚燥咳、劳嗽咯血、精血不足、腰膝酸软、须发早白、内热消渴等症。此外黄精富含黄精多糖及黄精皂苷类药效成分，具有抗衰老、降血压、降血脂、抗炎、抗菌、抗病毒、抗疲劳、提高记忆力等作用，在临床上多用于治疗糖尿病、冠心病、高脂血症、肺结核、淋巴结核、白细胞减少、腹泻、便秘、失眠等症。甚至有的还用来治疗遗精、慢性胃炎、病毒性皮肤病等症。黄精为卫计委2014年最新公布的药食同源名单的种类之一，具有悠久的药用历史和显著的保健功效，近年来是国家及种植户所重点关注的种类之一。由于需求量与日俱增，而黄精药材来源基本上来自

野生资源，而野生资源的无序采挖，导致野生资源急剧减少，有些地方濒临

灭绝，但人工种植还处于起步阶段，黄精种植的技术水平参差不齐，本书可

让种植户更多的了解黄精的资源、功效、用途及种植过程中病虫害的发生，

在黄精的种植加工水平上有所提高。

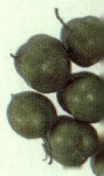

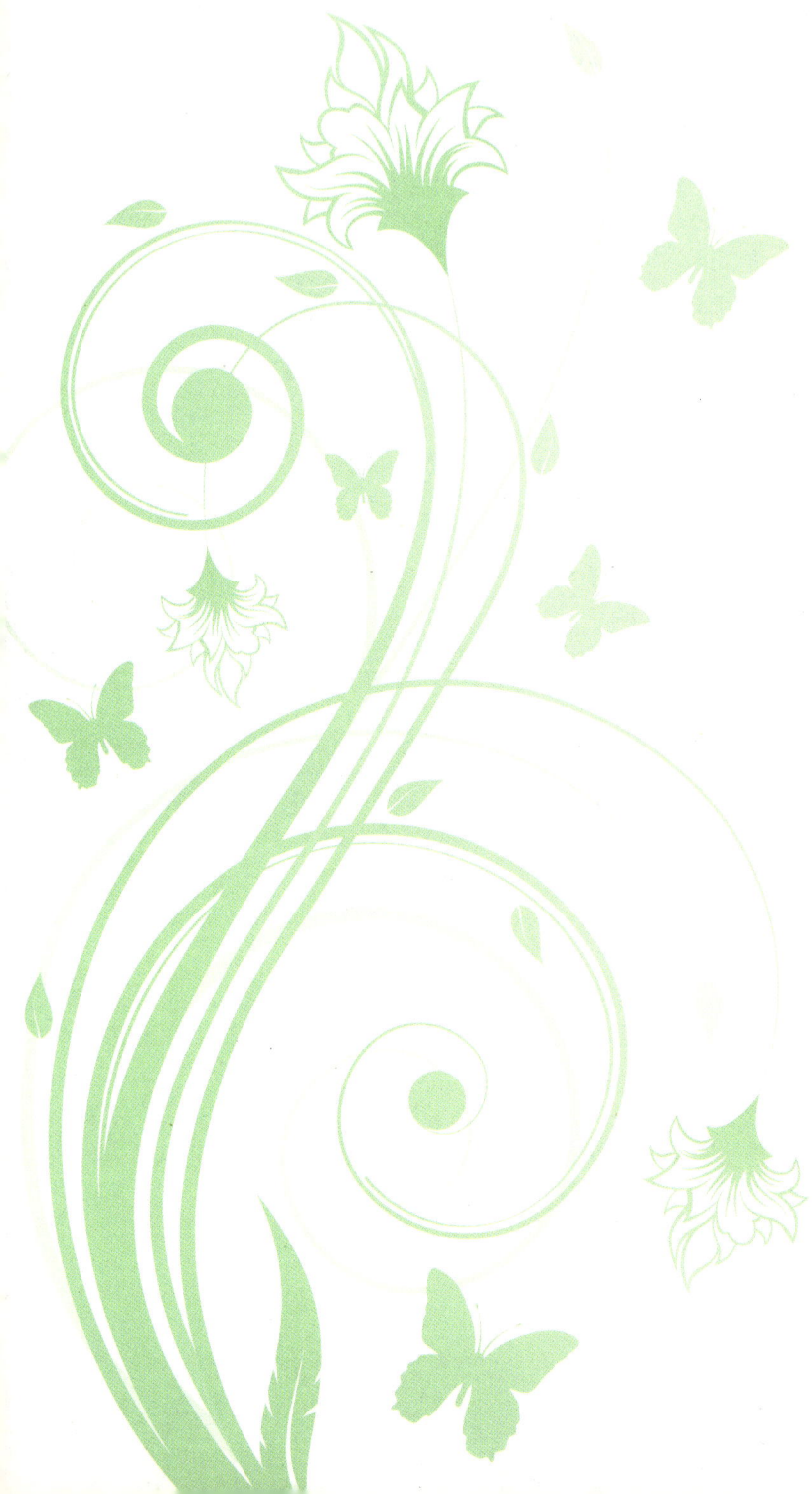

第2章

黄精药用资源

一、形态特征及分类检索

黄精为百合科黄精属滇黄精（*Polygonatum kingianum* Coll. et Hemsl.）、多花黄精（*Polygonatum cyrtonema* Hua）和黄精（*Polygonatum sibiricum* Red.）的干燥块根。

（一）植物形态特征

滇黄精（*P. kingianum* Coll. et Hemsl.）为多年生宿根草本植物，根状茎近圆柱形或近连珠状，结节有时作不规则菱状，肥厚，直径1～3cm。茎高1～3m，顶端作攀缘状。叶轮生，每轮3～10枚，条形、条状披针形或披针形，长6～20（～25）cm，宽3～30mm，先端拳卷。花序具（1～）2～4（～6）朵花，总花梗下垂，长1～2cm，花梗长0.5～1.5cm，苞片膜质，微小，通常位于花梗下部；花被粉红色，长18～25mm，裂片长3～5mm；花丝长3～5mm，丝状或两侧扁，花药长4～6mm；子房长4～6mm，花柱长（8～）10～14mm。浆果红色，直径1～1.5cm，具7～12颗种子。花期3～5月，果期9～10月。滇黄精植株如图2-1所示。

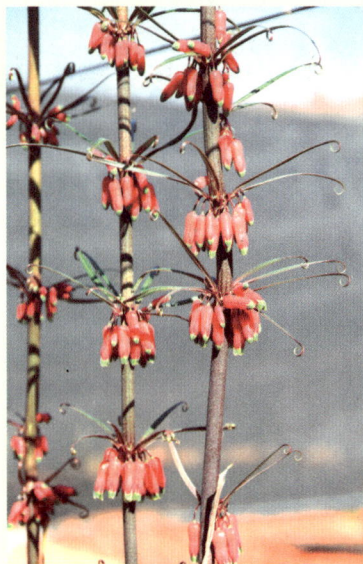

图2-1 滇黄精（植株）

黄精（*P. sibiricum* Red.）为多年生宿根草本植物，根状茎圆柱状，由于结节膨大，因此"节间"一头粗、一头细，在粗的一头有短分枝（《中药志》称这种根状茎类型所制成的药材为鸡头黄精），直径1～2cm。茎高50～90cm，或可达1m以上，有时呈攀缘状。叶轮生，每轮4～6枚，条状披针形，长8～15cm，宽（4～）6～16mm，先端拳卷或弯曲成钩。花序通常具2～4朵花，似呈伞形状，总花梗长1～2cm，花梗长（2.5～）4～10mm，俯垂；苞片位于花梗基部，膜质，钻形或条状披针形，长3～5mm，具1脉；花被乳白色至淡黄色，全长9～12mm，花被筒中部稍缢缩，裂片长约4mm；花丝长0.5～1mm，花药长2～3mm；子房长约3mm，花柱长5～7mm。浆果直径7～10mm，黑色，具4～7颗种子。花期5～6月，果期8～9月。

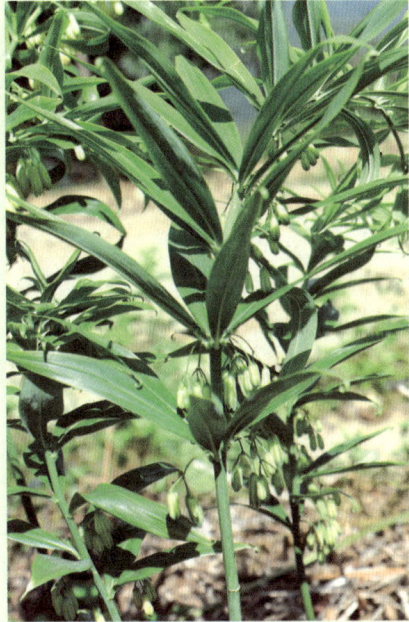

图2-2　黄精（植株）

黄精植株见图2-2。

多花黄精（*P. cyrtonema* Hua）为多年生草本，根状茎肥厚，通常连珠状或结节成块，少有近圆柱形，直径1～2cm。茎高50～100cm，通常具10～15枚叶。叶互生，椭圆形、卵状披针形至矩圆状披针形，少有稍作镰状弯曲，长

10～18cm，宽2～7cm，先端尖至渐尖。花序具（1～）2～7（～14）花，伞形，总花梗长1～4（～6）cm，花梗长0.5～1.5（～3）cm；苞片微小，位于花梗中部以下，或不存在；花被黄绿色，全长18～25mm，裂片长约3mm；花丝长3～4mm，两侧扁或稍扁，具乳头状突起至具短绵毛，顶端稍膨大乃至具囊状突起，花药长3.5～4mm；子房长3～6mm，花柱长12～15mm。浆果黑色，直径约1cm，具3～9颗种子。花期5～6月，果期8～10月。多花黄精如图2-3所示。

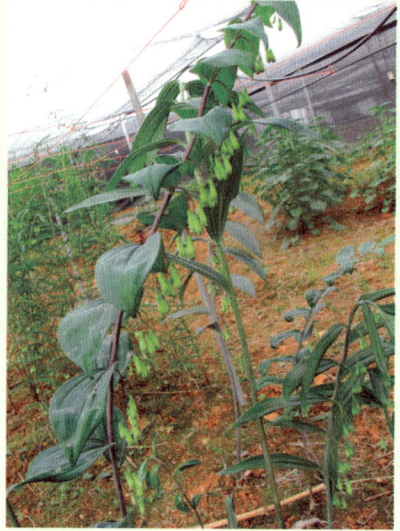

图2-3 多花黄精

（二）检索表

黄精属植物（*Polygonatum*）多为具根状茎草本植物，生于林下、灌丛、岩石或树干上，茎不分枝，基部具有膜质的鞘，直立，或上端向一侧弯拱而叶偏向另一侧，或上部有时作攀缘状。叶轮生、对生或互生，全缘，叶片形状为卵形、披针形或线形。花腋生，通常集生似成伞形、伞房或总状花序；花被片6，下部合生成筒，裂片顶端外面通常具乳突状毛，花被筒基部与子房贴生，成小柄状，并与花梗间有一关节，花被有白色、黄色、浅红色、红色、浅紫色至深紫色；雄蕊6，内藏；花丝下部贴生于花被筒，上部离生，似着生于花被筒中部上下，丝状或两侧扁，花药矩圆形至条形，基部2裂，内向开裂；子房3室，每室有2～6颗胚珠，花柱丝状，多数不伸出花被之外，很少有稍稍伸出的，柱头小。浆果近球形。具几颗至10余颗种子。

部分黄精属植物见图2-4到图2-11。

分类检索表

1　花被长（13～）15～30mm。

　2　叶互生。

　　3　苞片叶状，卵形或披针线，长1～3.5cm，具多脉。

　　　4　植株无毛；花序具2枚苞片。

　　　　5　苞片卵形，长2～3.5cm，宽1～3cm，两两成对，包着花…………………

　　　　　　……………………二苞黄精*P. involucratum*（Franch. et Sav.）Maxim.

　　　　5　苞片披针形，长不超过2cm，宽3～6mm，不包着花…………………………

　　　　　　………………………………………… 长苞黄精*P. desoulayi* Kom.

　　　4　植株除花和茎的下部外，其他部分疏生短柔毛；花序具3～4枚苞片……

　　　　……………………………… 大苞黄精*P. megaphyllum* P. Y. Li

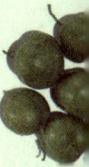

　　3　苞片膜质或近草质，钻形或条状披针形，微小，很少长达1.2cm，无脉或具3～5条脉，或苞片不存在。

6 根状茎圆柱状（即"节"不粗大，"节间"延伸较长）。

  7 花被筒里面（花丝贴生部分）具短绵毛；花丝具乳头状突起至具短毛；叶显著具短柄，柄长5～15mm。

    8 植株较高大，高50～80cm；根状茎直径6～10mm；叶6～9枚，长8～16cm；苞片长8～12mm，具3～5脉 ……… **毛筒玉竹** *P. inflatum* **Kom.**

    8 植株较矮小，高20～30cm；根状茎直径3～4mm；叶4～5枚，长7～9cm；苞片微小，无脉 ……………………… **五叶黄精** *P. acuminatifolium* **Kom.**

  7 花冠筒里面无毛；花丝近平滑具乳头状突起；叶无柄或仅具极短的柄。

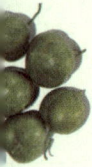

    9 叶下面有短糙毛 …………………… **小玉竹** *P. humile* **Fisch. ex Mamim.**

    9 叶下面无毛。

      10 花序具1～2（～4）朵花 …………… **玉竹** *P. odoratum*（**Mill.**）**Druce.**

      10 花序具（3～）5～12（～17）朵花… **热河黄精** *P. macropodium* **Turcz.**

6 根状茎姜状、连珠状或多少呈连珠状（即"节"粗大，"节间"较短缩）。

    11 花梗基部具一与之等长的苞片（长约0.5cm）；花丝顶端具距 ……

…………………………………………… **距药黄精** *P. franachetii* **Hua.**

    11 花梗无苞片或具一微小的苞片；花丝顶端不具距（但多花黄精的花丝顶端囊状，当较大时亦接近距状）。

      12 花丝上部丝状，下部略扁，平滑 … **阿里黄精** *P. arisanense* **Hay.**

12　花丝全部两侧压扁，具乳头状突起具短绵毛。

13　叶下面有短毛；总花梗细长，长3～8cm ……… **长梗黄精*P. filipes* Merr.**

13　叶下面无毛；总花梗较粗短，长1～4cm。

14　植株较高大，高50～100cm；根状茎肥厚，直径1～2cm；叶10～15枚；花序通常具2～7朵花 …… **多花黄精*P. cyrtonema* Hua**

14　植株较矮小，高15～40cm；根状茎细长，直径5～7mm；叶5～9枚；花序具1～2朵花 ……………………… **节根黄精*P. nodosum* Hua**

2　叶极大部分为轮生或对生。

15　植株高大，通常高1m以上；叶极大部分为轮生，先端拳卷；花被至少2/3部分合生 ………… **滇黄精*P. kingianum* Coll. Et Hemsl.**

15　植株矮小，高不及10cm；叶通常只有10余枚，常紧接在一起，当茎延伸时，显出下部少数的叶为互生，上部的叶为对生或3叶轮生，先端略尖而不拳卷；花被仅约1/2部分合生 …………………

…………………………………………………… **独花黄精*P. hookeri* Baker**

1　花被长6～12（～15）mm。

16　叶极大部分为互生，先端不拳卷（有少数种类，它们的叶大部分也为互生，但先端拳卷，如互卷黄精、粗毛黄精；即使它们的顶端不拳卷，但它们的花被合生成筒状而不是坛状，如康定玉竹）。

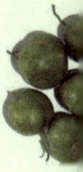

17 花被合生生成坛状 ······················· **点花黄精** *P. dpunctatum* **Royle ex Kunth**

17 花被仅于基部（1～2mm）合生 ·············· **短筒黄精** *P. alte–lobatum* **Hay.**

16 叶极大部分为轮生或对生，很少为互生（如粗毛黄精、互卷黄精、康定玉竹）。

  18 子房长4～7mm；花药长3～4mm（19）

  19 叶大部分为对生，果梗在果实成熟后下垂（20）

  20 花序具2～5朵花，总花梗长5～8mm；花丝顶端不膨大 ·············

  ······················· **对叶黄精** *P. oppositifolium*（**Wall.**）**Royle**

  20 花序具（1～）2～3朵花，总花梗长1.5～3cm；花丝顶端膨大成囊状

  ································· **棒丝黄精** *P. cathcartii* **Baker.**

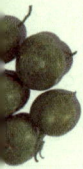

  19 叶极大部分为轮生，果梗在果实成熟后上举 ·············

  ······················· **格脉黄精** *P. tessellatum* **Wang et Tang**

  18 子房长2～3mm；花药长2～3mm（21）

  21 植株（除花外）几乎全部具短硬毛··· **粗毛黄精** *P. hirtellum* **Han.Mzt.**

  21 植株无毛（22）

    22 叶大部分为互生或对生（23）

    23 叶先端拳卷，边缘略呈微波状；花被仅基部合生，裂片长5mm

    ······················· **互卷黄精** *P. alternicirrhosum* **Hand.-Mzt.**

    23 叶先端不拳卷，边缘不呈微波状；花被至少2/3部分合生，裂

      片长1.5～3mm。

24 花被长 8～12mm；根状茎的"节间"一头粗、一头细或呈连珠状 …………

………………………………………… 卷叶黄精 *P. verticillatum*（L.）All.

24 花被长 6～8mm；根状茎圆柱形，"节"和"节间"粗细香若 …………

………………………………………… 康定玉竹 *P. prattii* Baker

22 叶大部分为轮生。

25 叶先端直。

26 叶在现花后向下俯垂 ……………………… 垂叶黄精 *P. curvistylum* Hua

26 叶平展或上举。

27 植株矮小，高 10～30cm，仅具 2（1～3）轮叶 …………

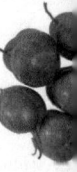

……………………………………… 细根茎黄精 *P. gracile* P. Y. Li

27 植株较高大，高 40～100cm 或以上，具多轮叶。

28 总花梗和花梗均极短，总花梗 2～5mm，花梗长 1～2mm …………

………………………………………… 狭叶黄精 *P. stenophyllum* Maxim.

28 总花梗和花梗较长，总花梗 1～2cm，花梗长（1～）2～5mm

29 根状茎细圆柱形，"节"和"节间"粗细差不多，直径 3～5mm

……………………………………… 新疆黄精 *P. roseum*（Ledeb.）Kunth

29 根状茎的"节间"一头粗、一头细，或为连珠状，直径

7～15mm ……………………… 轮叶黄精 *P. verticillatum*（L.）All.

25 叶先端弯曲或拳卷。

30 花柱长为子房的1.5～2倍 ·························· 黄精 *P.sibiricum* Red.

30 花柱稍短至稍长于子房。

31 花序通常具2花；苞片不存在，或存在时仅长1～2mm，无脉，位于花梗上或花基部 ·················· 卷叶黄精 *P.cirrhifolium*（Wall.）Royle

31 花序具2～6（～11）花；近伞形状；苞片长（1）2～6mm，具1脉，位于花梗基部 ·················· 湖北黄精 *P.zanlanscianense* Pamp.

（以上检索表来源《中国植物志》第15卷）

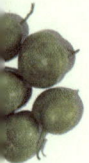

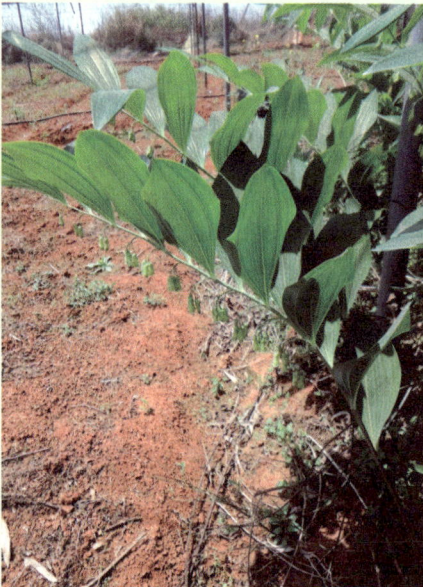

图2-4　玉竹

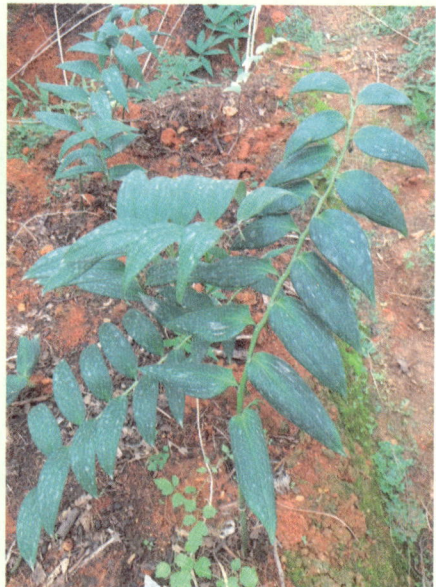

图2-5　点花黄精

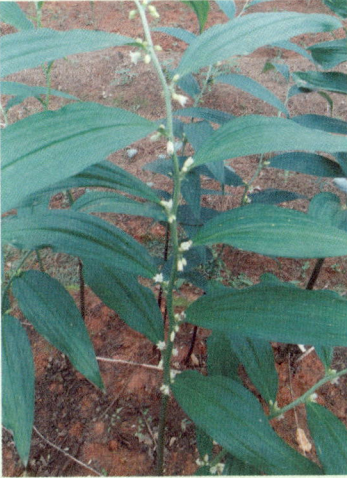

图2-6　短筒黄精

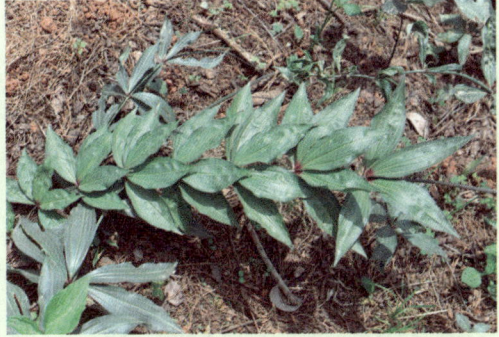

图2-7　格脉黄精

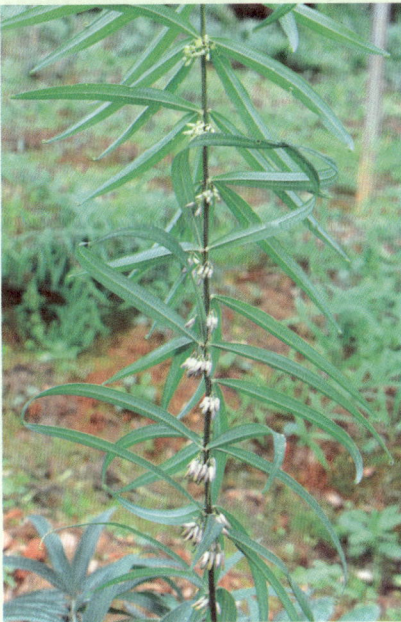

图2-8　卷叶黄精

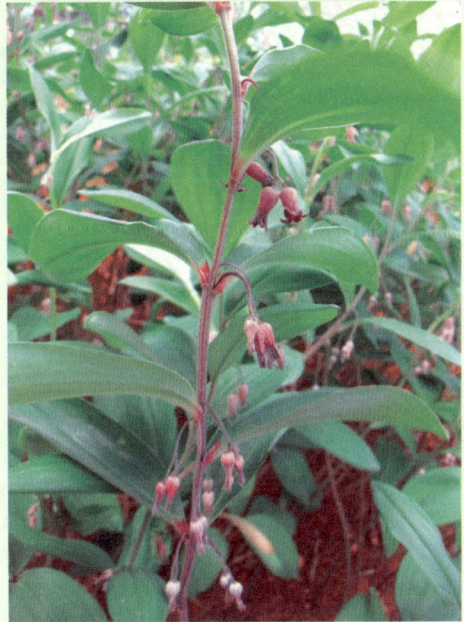

图2-9　康定玉竹

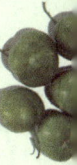

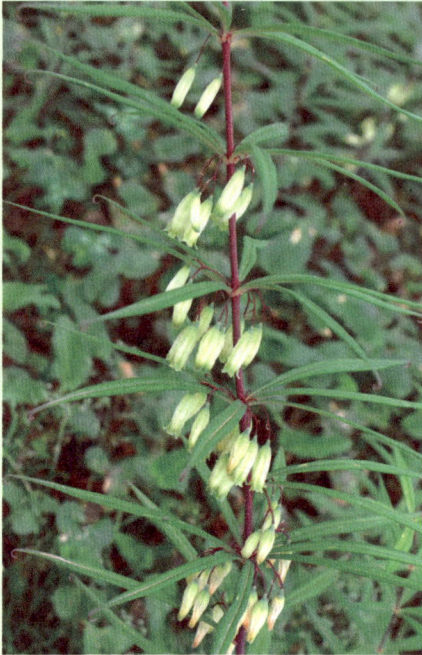

图2-10　狭叶黄精

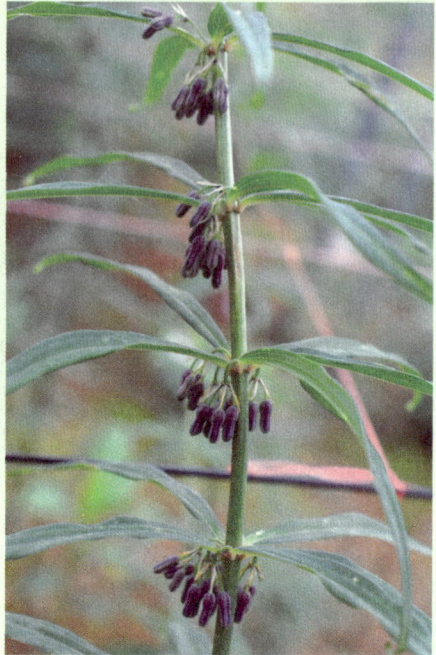

图2-11　轮叶黄精

（三）现代植物志记载黄精属资源分布及变化

根据《中国植物志》所记，黄精属植物在全世界有约40个种，广布于北温带。我国有31种，在全国各地均有分布，其中某些种为特定地区的特有物种。

根据资料整理我国31种黄精属植物的主要分布见表2-1。

表2-1　我国黄精属植物资源分布

物种	分布	生境、海拔
二苞黄精 *Pinvolucratum* （Franch. et Sav.） Maxim.	分布于我国黑龙江（东南部）、吉林、辽宁、河北、山西、河南（西北部）等地，朝鲜、俄罗斯远东地区、日本也有分布	生于海拔700～1400m的林下或阴湿山坡

续　表

物种	分布	生境、海拔
长苞黄精 *P. desoulayi* Kom.	产于我国黑龙江，俄罗斯远东地区	生于海拔600m左右的林下
大苞黄精 *P. megaphyllum* P. Y. Li	产于我国甘肃（东南部）、陕西（秦岭）、山西（西部）、河北（西南部）	生于海拔1700～2501m的山坡或林下
毛筒玉竹 *P. inflatum* Kom.	产于我国黑龙江（南部）、吉林、辽宁	生于海拔1000m以下的林下或林缘
五叶黄精 *P. acuminatifolium* Kom.	产于我国吉林、河北（北部），俄罗斯远东地区	生于海拔1100～1400m的林下
小玉竹 *P. humile* Fisch .ex Mamim.	产于我国黑龙江、吉林、辽宁、河北、山西、云南、贵州、四川等地及朝鲜、西伯利亚、日本等	生于海拔800～2500m的林下、灌丛或山坡草地
玉竹 *P. odoratum*（Mill.）Druce.	产于我国黑龙江、吉林、辽宁、河北、山西、内蒙古、甘肃、青海、山东、河南、湖北、湖南、安徽、江西、江苏、台湾等地区及亚欧大陆温带地区	生于海拔500～3000m的林下或山野阴坡
热河黄精 *P. macropodium* Turcz.	产于我国辽宁、河北、山西、山东等	生于海拔400～1500m的林下或阴坡
距药黄精 *P. franachetii* Hua.	产于我国陕西（秦岭以南）、四川（东部）、湖北（西部）、湖南（西北部）	生于海拔1100～1900m的林下
阿里黄精 *P. arisanense* Hay.	产于我国台湾地区	生于海拔1500m
长梗黄精 *P. filipes* Merr.	产于我国江苏、安徽、浙江、江西、湖南、福建、广东（北部）	生于海拔200～600m的林下、灌丛或草坡
多花黄精 *P. cyrtonema* Hua	产于我国四川、贵州、湖南、湖北、河南（南部和西部）、江西、安徽、江苏（南部）、浙江、福建、广东（中部和北部）、广西（北部）	生于海拔500～2100m的林下、灌丛或山坡阴处

物种	分布	生境、海拔
节根黄精 *P. nodosum* Hua	产于我国湖北（西部）、甘肃（南部）、四川、云南（东北部）	生于海拔1700～2000m的林下、沟谷阴湿地或岩石上
滇黄精 *P. kingianum* Coll. et Hemsl.	产于我国云南、四川、贵州等地，越南、缅甸也有分布	生于海拔700～3600m的林下、灌丛、阴湿草坡或岩石缝隙
独花黄精 *P. hookeri* Baker	产于我国西藏（南部和东南部）、云南（西北部）、四川、甘肃（东南部）和青海（南部），锡金也有分布	生于海拔3200～4300m的林下、山坡草地或冲积扇上
点花黄精 *P. dpunctatum* Royle ex Kunth	产于我国西藏（南部）、四川、云南、贵州、广西（西南部）、广东（海南）等地，越南、锡金、尼泊尔、不丹和印度也有分布	生于海拔1100～2700m的林下岩石上或附生于树上
短筒黄精 *P. altelobatum* Hay.	产于我国台湾地区	
对叶黄精 *P. oppositifolium* (Wall.) Royle	产于我国西藏（南部）	生于海拔1800～2200m的林下岩石上
棒丝黄精 *P. cathcartii* Baker.	产于我国西藏（东部）、云南（西北部）、四川（西部），锡金也有分布	生于海拔2400～2900m的林下
格脉黄精 *P. tessellatum* Wang et Tang	产于我国云南（西部和西北部），缅甸也有分布	生于海拔1600～2200m的林下石缝或附生树上
粗毛黄精 *P. hirtellum* Han. Mzt.	产于我国四川（西南部）、甘肃（南部）	生于海拔1000～2900m的林下或山坡
互卷黄精 *P. alternicirrhosum* Hand.–Mzt..	产于我国四川（西南部）	
轮叶黄精 *P. verticillatum* (L.) All.	产于我国西藏（东部和南部）、云南（西北部）、四川（西部）、青海（东北部）、甘肃（东南部）、陕西（南部）、山西（西部），亚欧经西南亚至尼泊尔、不丹等国家也有分布	生于海拔2100～4000m的林下或山坡草地

续 表

物种	分布	生境、海拔
康定玉竹 *P. prattii* Baker	产于我国四川（西部）、云南（西北部）	生于海拔2500～3300m的林下、灌丛或山坡草地
垂叶黄 *P. curvistylum* Hua	产于我国四川（西部）、云南（西北部）	生于海拔2700～3900m的林下或草地
细根茎黄精 *P. gracile* P. Y.Li	产于我国甘肃（东南部）、陕西（秦岭）、山西（南部）	生于海拔2100～2400m的林下或山坡
狭叶黄精 *P. stenophyllum* Maxim.	产于我国黑龙江、吉林、辽宁；朝鲜和俄罗斯远东地区也有分布	生于林下或灌丛
新疆黄精 *P.roseum*（Ledeb.）Kunth	产于我国新疆（塔里木盆地以北），哈萨克斯坦和西伯利亚西部地区也有分布	生于海拔1450～1900m的山坡阴处
黄精 *P.sibiricum* Red.	产于我国黑龙江、吉林、辽宁、河北、山西、陕西、内蒙古、宁夏、甘肃（东部）、河南、山东、安徽（东部）、浙江（西北部）、云南（东北部）等地，朝鲜、蒙古和西伯利亚东部地区均有分布	生于海拔800～2800m的林下、灌丛或山坡阴处
卷叶黄精 *P. cirrhifolium*（Wall.）Royle	产于我国西藏（东部和南部）、云南（西北部）、四川、甘肃（东南部）、青海（东部和南部）、宁夏、陕西（南部）等地，尼泊尔和印度北部等地也有分布	生于海拔2000～4000m的林下、山坡或草地
湖北黄精 *P. zanlanscianense* Pamp.	产于我国甘肃（东南部）、陕西（南部）、四川、贵州（东部）、湖北、湖南（西部）、河南、江西（西北部）、江苏（宜兴）等地	生于海拔800～2700m的林下或山坡阴湿地

其中，黄精、滇黄精和多花黄精为《中华人民共和国药典》（2015年版）黄精药材的基原植物，黄精主要分布于东北、华北、西北、华东以及河南湖北、四川、贵州等地，多花黄精主要分布于华东、四川、贵州以及中南地区，

滇黄精主要分布于云南、贵州、四川和广西等地。

二、生物学特性

滇黄精为多年生草本，生命周期较长，一般都在8年以上，如果条件较好，可以存活30年以上，滇黄精整个生命周期从种子萌发开始，可以划分为种子萌发期、营养生长期、生殖生长期、凋亡期。

（一）种子萌发期

滇黄精种子颗粒较大，每1kg有2000粒左右（带果皮和种皮的鲜重）（图2-12），其种子具有休眠特性，滇黄精种子需要在土壤中度过6～7个月才能萌发，因此采收后的滇黄精种子，即使采收后就播种于土壤中，但一般需要半年时间才会出苗。实验表明，滇黄精种子的休眠机制为生理休眠，在3～5℃的低温砂藏条件下60天左右可破除休眠，使用500～1000mg/L的赤霉素处理结合砂藏可明显缩短滇黄精种子休眠时间，15～20℃左右为滇黄精种子发芽的最适温度。一般10月采收种子后，采用低温砂藏处理10～15天，后播种于土壤疏松、肥料充足、保水性好的砂壤土或富含腐殖质的壤土中，覆盖土层不超过2cm，播种后2～3个月种子开始萌动（图2-13），于5～6月份，种子即可长出1片叶子，进入营养生长期。

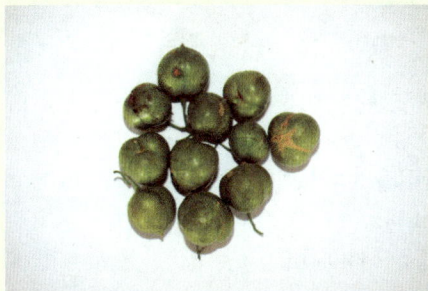

图2-12 滇黄精果实

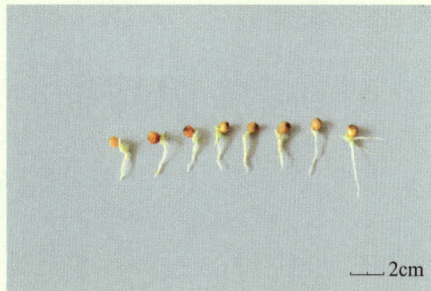

—— 2cm

图2-13 滇黄精种子萌发

（二）营养生长期

滇黄精的营养生长发育也需2～3年，之后才进入生殖生长期，开始开花结果。滇黄精的营养生长期又可以划分为单叶期、轮叶期。

1. 单叶期

滇黄精种植播种后5～6个月开始出苗（图2-14），出苗时就1片叶子，当叶片出土后，可以依靠根部吸收的水分及营养物质进行光合作用，所产生的碳水化合物又通过叶脉和茎的运输组织进行运输，滇黄精幼苗开始成为自养。这段时期滇黄精若遭受自然灾害和病虫害造成叶片丧失，植株进入冬眠或死亡，因此苗期应加强水肥和病虫害的防控，以防滇黄精小苗受到伤害。

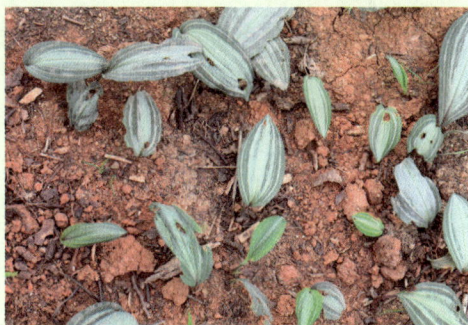

图2-14 黄精单叶期

2. 轮叶期

滇黄精在经过1年的单叶期生长后，进入轮叶期，此时的滇黄精地上茎增高、加粗，叶片数、轮数增多，根茎也随年龄的增长而显著增粗，一般情况下一年1个芽头长1节。其植株一般2～3月出苗（图2-15），茎柱状，通常会随种植年限的增加，茎秆数量会相应增加。这个时期是滇黄精生长发育的快速生长期，对水肥的需求较大，因此尤其要注重水肥的管理，不仅每年秋冬季的底肥要足，生长旺盛期适当追肥和追施叶面肥，同时要防止水涝，造成植株死亡。轮叶期滇黄精根茎已经形成并有一定积累，对外界逆境也有较强的抵抗能力，可以夏季带苗移栽或冬季倒苗后再移栽，移栽过程要注意防止种苗损伤。

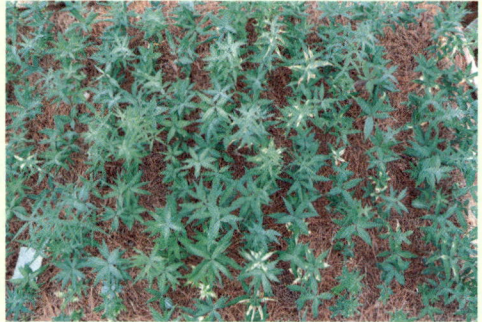

图2-15　滇黄精轮叶期

（三）生殖生长期

野外自然状况下滇黄精生长5年后能进入生殖生长阶段，进入花期（图2-16）和果期（图2-17），在栽培条件下由于水肥充足，出苗3年后就可以进入生殖生长阶段，此时滇黄精生长迅速，不仅地上茎增高、加粗，每轮叶片数增多，叶片轮数也增加，单轮叶片数为7～15枚，叶片轮数可达20轮，花、果出现，根茎段也有显著增粗，根状茎近圆柱形或近连珠状。其植株一般2～3月出苗随后就是花期。地上茎抽出后，花芽已在轮生叶着生点形成，包藏于未展开的轮生叶中，3~5 天后，叶片展开，花部露出，花梗伸长，花期一般为 1 个月左右，花期过后，子房膨大，进入种子生长发育阶段，9~11 月种子陆续成熟，球状浆果由绿色渐渐变成黄红色，每个球状浆果内有 3~5 粒种子，种子外面包被一层黄红色的种皮，成熟后球状浆果有的脱离或有的就留在植株上，新鲜种子千粒重为 150g 左右。滇黄精的叶片数和叶片轮数通常随根茎年龄的增加而增加，到开花年龄，叶片数和叶片轮数趋于稳定。

滇黄精块根的增长速度与地上部分植株的茂盛程度密切相关，同时与地下块根大小及根系的发达程度均有关系。地下块根大、根系发达、土壤肥沃，滇黄精块根生长迅速，地上部分与土壤肥力和滇黄精的根系、光照等有关系，土壤肥沃、根系发达，植株可高达 2m 以上，光照过强会抑制植株的生长，同时植株可能会被灼伤，光照不足时则植株叶片突长，但块营养积累少，不利于滇黄精产量的提高。另外滇黄精在生长发育过程中，地上部分与地下块茎保持着一定的物质分配关系：即在生育早期，块根从土壤中吸收水分和营养供给植株地上部分生长，待地上部分长出以后通过"光合作用"，植株把空气中的 CO_2 和 H_2O 转化为碳水化合物，贮藏于块根。植株开花结籽的物质能量主要来源于植株的光合作用和块茎的营养供给，保证滇黄精种子成熟。冬季由于气温剧降，滇黄精为了防止受到冷害或冻害，于 11 月底~12 月初，地上部分枯萎死亡，进

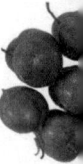

入冬眠，并为第二年的新植株储备能量。

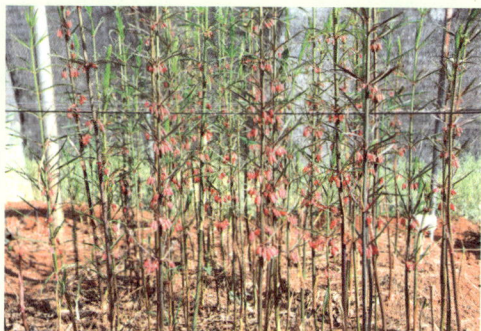

图2-16　滇黄精的生殖生长期（花期）

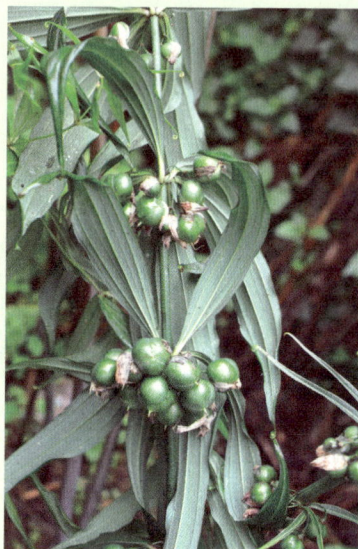

图2-17　滇黄精生殖生长期（果期）

三、生长发育规律

（一）滇黄精有性繁殖

滇黄精的主要繁殖方式以种子有性繁殖为主（图2-18）。滇黄精有性繁殖，一般种子落地到长出1片叶子，需要8～10个月，当植株由种子萌发到开花至少需要3年时间，3年苗开花的植株种子量很少，随着种植年限的增加，种子量会逐渐增多，当植株长到2m左右高度时，滇黄精种子产量达到最高，苗期为2～4月，植株长出就开始开花，花着生于轮状叶的叶基上，花朵为多数，花期为3～5月，果期为4～10月，种子成熟期为10～11月，倒苗期为11～12月，地下块根生长可到30年以上，地上植株一年一换（倒苗）。但由于种植成本和种植风险，2～3年的种苗，一般种植年限为3～5年即可采挖。

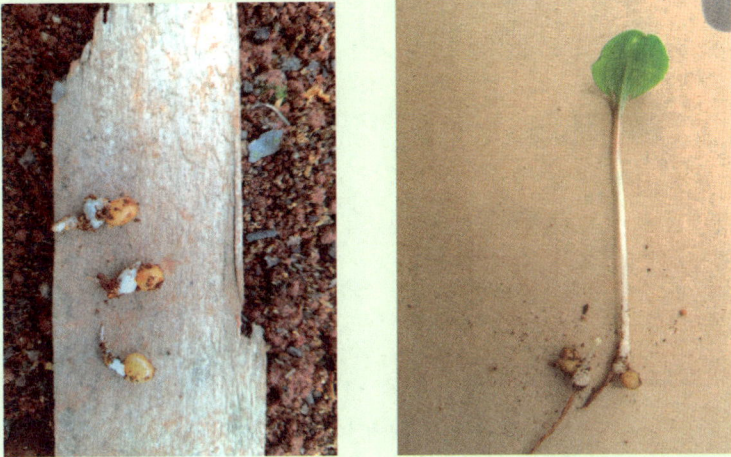

图2-18　滇黄精种子有性繁殖

（二）滇黄精无性繁殖

滇黄精除了有性繁殖外，还可进行无性繁殖，即切块繁殖（图2-19），一般于10～11月份选择4～7年生的健康无病虫害的滇黄精块茎，以节为单位进行切块，切口用草木灰或多菌灵进行消毒处理伤口，处理之后可以放置于阴凉地方，待伤口处干燥，以10cm×10cm株行距置疏松土壤或砂壤中催芽处理，一般经过6～8个月可以长出新植株，但新植株一般为1片叶子，新叶将在12月份倒苗，次年2～4月可长出新植株，植株一般为多台叶，并有部分植株开花结籽，花期为3～5月，果期为4～10月，种子成熟期为10～11月，倒苗期为11～12月。

此外滇黄精还可以进行组织培养（图2-20），实现快速无性繁殖。

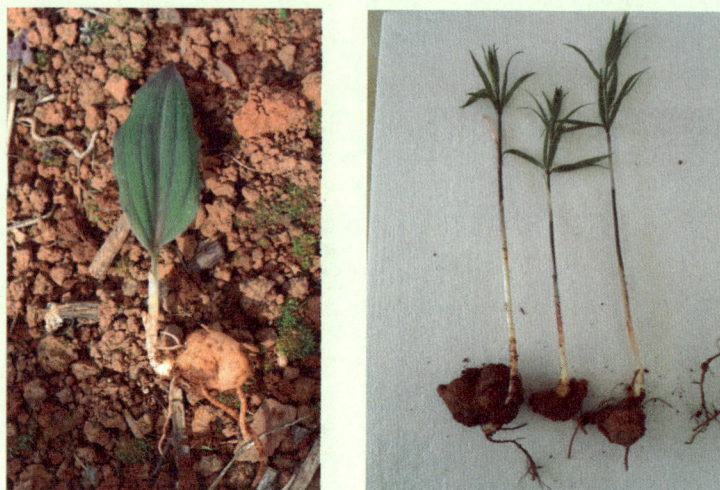

图2-19 滇黄精切块无性繁殖

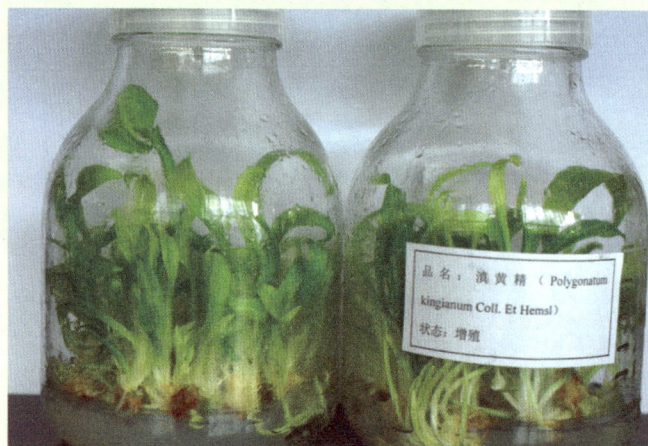

图2-20 滇黄精无性繁殖（组培）

四、良种选育

目前，滇黄精栽培主要以野生种源或野生变家种的品种为主。野生种源在云南及周边地区分布较广，种源由于长期的自然选择，适宜了不同的生境、海拔、气候等因素，在引种时会出现种源不适应、抗病性差、产量低下等情况。

云南省农业科学院药用植物研究所自2009～2016年对滇黄精种质资源开展了调查、收集、保存等工作，对滇黄精的产地、表型、产量、药效等进行了较为全面系统的研究，在此基础上培育出了"滇黄精云农1号""滇黄精云农2号"和"滇黄精云农3号"三个品种，此三个品种已于2016年获云南省林业厅园艺新品种注册登记。"滇黄精云农1号"特征为在水分不充足的情况下长势较好，抗旱力较强，植株生长前期茎秆呈紫红色，后期紫红色逐渐变淡，但茎秆为紫红色的特点仍然明显，产量较高；该品种喜温暖、湿润气候和阴湿的环境。耐寒，对气候适应性较强，可选择半高山或平地栽培，以土层深厚、肥沃、疏松、湿润的土壤栽培为宜。"滇黄精云农2号"具有植株矮小、叶片宽、数量较少且厚、花被为黄白色（或带少量红色斑点）的特点，该品种产量较高，抗逆性强，喜温暖、湿润气候和阴湿的环境。耐寒，对气候适应性较强，可选择半高山或平地栽培。"滇黄精云农3号"适应性强、长势较好、植株高、叶片颜色较深、叶片大、产量高、喜温暖、湿润气候和阴湿的环境，耐寒，对气候适应性较强，可选择半高山或平地栽培，以土层深厚、肥沃、疏松、湿润的土壤栽培为宜。

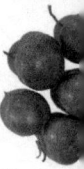

五、生态适宜分布区及适宜种植区

（一）生态学特征

滇黄精为喜温、耐寒、耐旱、耐高温、耐阴、怕涝的特点，惧霜冻和阳光直射。在生长过程中，需要较高的空气湿度和隐蔽度。在降雨量集中的地区生长良好，尤喜灌丛、林缘、沟边和背阴山坡地。生于海拔700～3600m；年平均气温为15～25℃，地温为10～20℃，无霜期240天以上；年降雨量在850～1200mm，土壤pH值为5.5～7.2。

1. 土壤

滇黄精对土壤的适应性很强。无论是砂土、砂壤土、轻壤土、中壤土或黏土，都能生存，但为了更有利于植株生长、获得高产优质的块茎药材，应选用深厚、肥沃的砂壤土、轻壤土、中壤土来建设种植基地，黏土种植滇黄精需要改良土壤后再行种植。滇黄精适宜在土质疏松、透水透气性好的砂壤土、轻壤土、中壤土中生长。实践证明，砂质土壤保水性差，水分、养分易流失，黏土透气透水性差，滇黄精怕被淹水，在砂质土和黏土上种植滇黄精，不仅管理难度大、产量低，而且还增加管理成本，因此砂质土和黏土都不宜用来种植滇黄精。若要在黏性土壤中种植滇黄精可以通过掺砂压黏向地里增施秸秆、腐殖土、珍珠岩等措施，改良土壤，改变土壤理化性质而达到滇黄精增产保收的效果。

种植滇黄精对土壤的要求较为严格，要求土层深厚，厚度要求大于50cm、土质疏松肥沃、有机质含量高的中性或偏酸性砂质壤土，且地势要稍有一定的坡度，但坡度要求<15°，有自然灌溉条件、排水和给水方便，避免雨季积水或春、秋、冬季干旱，减少病害发生。在砂质土壤、透气和保肥性好的土块、有机质含量或速效肥力较高的壤土中，滇黄精生长良好，可获得较高的产量。土壤板结、贫瘠的黏性土及排水不良的低洼地，都不利于滇黄精的生长，不宜用来种植滇黄精，土壤板结、积水都会造成病害加重，造成滇黄精缺塘、减产。另外钾、钙、镁、锌、钼、钙等元素对滇黄精生长很重要，土壤中如果缺少这些元素，可进行人工叶面喷施或土壤表面撒施。

2. 水分

水是滇黄精植株、块茎和根的重要组成部分。夏秋季，滇黄精块茎中水分含量为78%~82%，春冬两季块茎的含水量为70%~75%。水分约占植株重量的80%以上，水在植株的新陈代谢中起着重要作用，它既是光合作用产物不可缺少的重要组成因素，又是各种物质的溶剂，使根部吸收的无机盐输送到植株各部分，把叶片制造的光合作用产物输送到根部，促使植株生长，根深叶茂，花多、果多、果大。水分不足会造成植株生长缓慢、花果脱落。滇黄精耐旱能力较强，在云南地区春季，降雨量稀少的情况下，也能从土壤中萌发出来。这

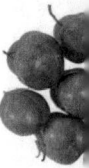

是因为它的块茎为其营养和水分的贮藏器官，当地上部分生长需要水分时，滇黄精块茎会释放一定的水分作为矿质营养元素运输媒介，保证地上部分生长。但是，如要获得丰产优质，就必须有足够的土壤水分供应。

滇黄精离不开水，但也怕水，因此，滇黄精种植基地以具有一定坡度，但坡度不大于15°为宜。坡度大不利于保持土壤水分，地势平坦、土壤黏性大容易造成积水，滇黄精在积水的地块上种植容易造成根腐和病害加重，而造成滇黄精减产。同时出现低温霜冻天气，块茎在没有土壤保护的情况下，裸露在外的滇黄精块茎容易造成冻害，块茎被霜冻后会死亡，造成减产季。

3. 温度

滇黄精为较耐寒植物，但要求低温无冻害，2月下旬至3月上旬气温10~15℃，在5℃以上就能出芽生长，但空气温度低于5℃就会造成冻害，一般种子萌发、根生长发育和顶芽萌发的适宜温度为15~20℃，出苗为20℃，地上部植株生长为16~20℃，地下部根茎生长为15~20℃。一般热量丰富和昼夜温差较大的区域更有利于滇黄精的生长。就实地调查情况而言，不同地方滇黄精的生长速度相差较大，有时地下茎的积累速度可以相差10余倍。滇西北滇黄精的生长速度明显要慢，滇东南的要快许多。但滇西北和滇东南的种源相互调换种植区域，都会造成生长不适情况，且病害加重，这可能是由于长期的自然适应性造成，因此在选择种源时要考虑种植基地与种源地气候、海拔等多方面的因素，以免造成减产损失。

4. 光照

滇黄精属喜阴植物，喜斜射或散光，忌强光直射，生长要求蔽荫的环境，遮阴度应在60%～70%，光照强度大会使叶片枯萎。光照强度也是影响滇黄精叶片大小的因素之一，在50%～80%的蔽荫度前提下，50%蔽荫度种植的滇黄精叶片明显小于80%避荫度下的植株叶片，这可能是由于光强强度和光合作用的需要造成的。一般滇黄精种子萌发和幼苗阶段要求遮阴较高，而成熟前两年要适当减少遮阴增加光照，有利于次生代谢物和干物质的积累。在冬季滇黄精倒苗后应把遮阴网揭下，让太阳光照晒田地，进行自然紫外线杀菌，减少病害，在春季滇黄精出苗前应把遮阴网拉上，以免太阳光直射造成灼伤，建造的荫棚散射光能有效促进滇黄精生长。

（二）生态适宜分布区及适宜种植区

根据调查，目前按照黄精药材的自然分布，黄精分布区域为我国黑龙江、吉林、辽宁、河北、山西、陕西、内蒙古、宁夏、甘肃（东部）、河南、山东、安徽（东部）、浙江（西北部）、云南（东北部）等地以及国外的朝鲜、蒙古和西伯利亚东部等地区。多花黄精则主要分布于我国四川、贵州、湖南、湖北、河南（南部和西部）、江西、安徽、江苏（南部）、浙江、福建、广东（中部和北部）、广西（北部）。而滇黄精则以云南为中心，产于云、贵、川等我国西南地区

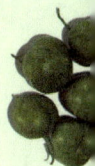

31

及与云南接壤的越南、缅甸等地区。

根据野生黄精、滇黄精和多花黄精分布区域的生态数据和地理气候因子进行综合分析，得出黄精分布较广，适应性强。黄精适宜的年均温度为10～28℃，降雨量为800～2200mm。1月最适温度范围5.0～12.0℃，最低温高于0℃；7月最适温度范围20～23.2℃，最高温<30℃；年均温最适范围15℃～25℃，相对湿度最适范围72.4％～80.2％；年均日照时数最适范围2195.6～2610.1小时；土壤以黄壤、紫色土、高原红壤等土壤为主，其中湿度和温度是黄精生长分布的最主要限制因子，此外黄精生长还受到小气候的影响，黄精生态适宜种植区域还将考虑小气候因素，建议先引种试种，再扩大规模，以免造成损失。

滇黄精主要分布于云南、贵州、四川及广西的西北部及西藏的东南与云南迪庆、怒江接壤的林芝地区。根据调查，滇黄精主要集中分布于海拔1200～2200m，年均温度为16～20℃，年均降雨量为800～1800mm的亚热带季风气候带，如云南的普洱、文山、玉溪、临沧、保山、德宏及怒江州及广西的百色等，该区域常年年均温度为15～25℃，降雨量较大，空气湿度较高，且土壤为黑砂壤、黄砂壤或腐殖质较高，全年无霜期较长。但由于小环境气候的影响，建议先行试种。

多花黄精主产于我国四川、贵州、湖南、湖北、河南（南部和西部）、江西、安徽、江苏（南部）、浙江、福建、广东（中部和北部）、广西（北部），该区域气候温暖而湿润，是中国热量条件优越，雨水丰沛的地区；冬季气温虽较低，但无严寒，无明显的冬季干旱现象；春季相对多雨；夏季则高温高湿，降水充沛；秋季天气凉爽，具明显的亚热带季风气候特点。多花黄精喜欢阴湿气候条件，具有喜阴、耐寒、怕干旱的特性，其主要适合海拔500～1200m，降雨量为1000～2200mm，年均气温为15～25℃，无霜期在300天以上的低山丘陵地带。

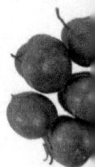

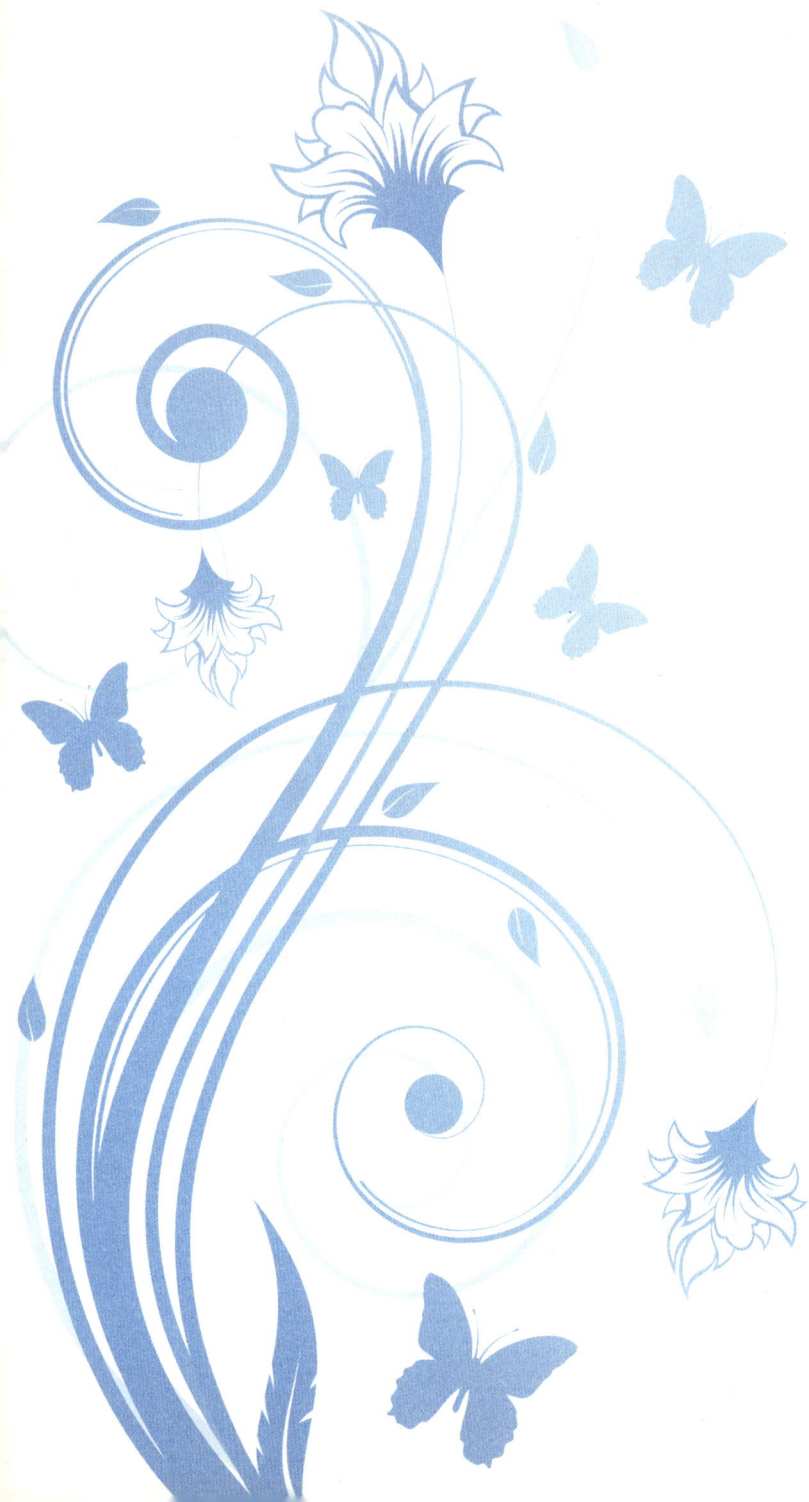

第3章

黄精种植技术

一、种植材料

滇黄精、黄精和多花黄精分布较广，但不同的区域要选择不同的类型，根据种植地的气候环境差异变化，选择种植本地最适宜生长的类型。一般湿度较大、热量充足，但冬季偶尔有一定低温的区域（如云南文山、红河、西双版纳，四川南充、遂宁市，重庆潼南区，贵州的安顺、毕节、六盘水等区域）适宜种植多花黄精和黄精。而相对干燥、冷凉的区域（如云南昆明、大理、丽江、迪庆，贵州新义、六盘水、毕节，四川的凉山、西昌等海拔1700m以上区域）要选择滇黄精。

种苗移栽选择芽头饱满、根系发达、无病虫害、无机械损伤的根茎作为种植材料，带苗移栽则要求茎秆健壮、叶色浓绿，无病虫害的植株。种子繁殖则要选择母本纯正、生长整齐、植株较为整齐、无病虫害的植株所繁殖的成熟度一致、饱满成熟种子作为种植材料。

二、组织培养及快速繁殖技术

黄精、滇黄精和多花黄精，由于种植周期长，种子收集难度大、发芽率低、育苗周期长，且种子繁殖的后代性状分化严重，因此，为大量且性状保存一致，可以采用组织培养技术，开展黄精、滇黄精和多花黄精进行种苗扩繁。

（一）材料选择及消毒

1. 材料选择

滇黄精组织培养外植体应在 3 ～ 4 月份选择当年生、生长健壮、无病虫害的植株，以其根茎为繁殖材料。

2. 消毒

将所选材料的地下块茎用水刷洗干净，去掉叶片和根系，切下根状茎上的芽，切取顶芽2～3cm，用200mg/L羧苄西林钠或头孢唑林钠进行浸泡处理5小时，浸泡时进行振荡（26℃，每分钟112转），取出材料后用无菌水清洗2次，接着用75%乙醇漂洗30秒，无菌水清洗1次，1g/L氧化汞灭菌5分钟，再用无菌水清洗3次。晾干后切成0.5cm³左右大小，然后接种于培养基上。

（二）愈伤组织培养和芽分化

将无菌外植体经切分处理后接入MS＋NAA 1.5mg /L＋ KT 1.5mg/L培养基中约15天后即有启动痕迹；培养25天左右，根茎芽周围开始冒出新芽，但其生长势较弱，有效芽较少；培养35天左右，根茎芽周围有大量新芽冒出，且其生长势有所增强，有效芽逐渐增多；培养45天左右，新生芽的数量达到最大值，且其生长势最强，有效芽的数目趋于稳定；培养55天左右，新生芽的生长趋势开始明显下降，有效芽的数目趋于稳定，芽体有变黄迹象；培养65天后，新生芽体的生长趋势进一步下降，芽体有萎蔫现象，出现新生芽体枯死衰退情况。

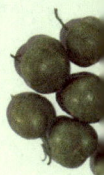

（三）滇黄精的继代增殖培养

待愈伤组织或不定芽形成后，将分化的不定芽块茎切成0.5cm³左右的小块转接至增殖培养基（MS+6-BA 4.0mg /L+NAA0.2mg /L）。连续继代增殖培养可达7~8代。其增殖率一般为4~6倍。继代培养的培养时间为45~55天为宜。

（四）滇黄精的生根苗培养

将继代增殖培养的组培材料转移至生根培养基（1/2MS + NAA 1.0mg /L+活性炭0.20g/L）中进行增殖培养，30天后就能长出根。生根率可达90%以上。

以上愈伤组织、芽分化、继代培养和生根苗培养的基础培养基加入了蔗糖20g/L、琼脂5g/L，pH值5.8~6.8。培养环境温度25℃±2℃，光照培养强度为2000~3000lx，光照时间每天10~16小时。

（五）炼苗移栽

生根45天后，敞开培养瓶炼苗3天，选择根长大约为2~3cm，根数多于3条的芽的植株，洗净培养基后移栽于基质（泥炭土∶沙∶珍珠岩＝2∶2∶1）中，置18~20℃温度下，土壤湿度保持50%~60%，每1~2周喷施1次叶面肥，2个月后滇黄精组培苗成活率可达90%以上。

三、种子种苗的检验及等级

滇黄精目前没有种子种苗标准，目前种子主要看其成熟程度和种子颗粒大小，好的种子果皮应该是黄色至橙红色，种子撮皮后的新鲜千粒重应在120g以上。种苗以人工育种苗为例，其块茎苗龄不低于2年，块茎直径不低于1.5cm，单株重量在3~4g以上。种植时间可以为夏季带苗移栽或冬季倒苗后再移栽。

四、栽培技术

（一）选地

1. 大田

根据滇黄精的生长特性（喜温、耐寒、耐旱、耐高温、耐阴、怕涝），选择海拔700~3600m；年平均气温为15~25℃，地温为10~20℃，无霜期240天以上，年降雨量在850~1200mm，土壤pH值为5.5~7.2，土质为土壤疏松，富含腐殖质、保湿、利于排水的坡地或缓坡地。所选地块周边植被较好，空气湿度大，光照充足，热量丰富的区域，前茬不能种植茄科作物如辣椒、茄子、烤烟等或种植施肥过多种植过蔬菜的熟地，最好选择生荒地或前茬为玉米、荞麦等禾谷类作物的坡地。

2. 林地

根据滇黄精野生的生长黄精，种植滇黄精可以选择林下种植。林地树种可以选择果树、竹林、华山松、杉木林、旱冬瓜、常绿阔叶林或落叶阔叶林等蔽荫度在50%~70%、利于保水的砂质或腐殖质层深厚的林下，所选林地的海拔

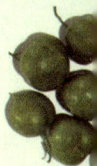

高度为700～3600m，降雨量为700～1200mm，年均温度为15～25℃。

（二）搭建荫棚

滇黄精属喜阴植物，忌强光直射，如果采用荫棚种植，应在播种或移栽前搭建好遮阴棚。按4m×4m打穴栽桩，可用木桩或水泥桩，桩的长度为2.5m，直径为10～12m，桩栽入土中的深度为40～50cm，桩与桩的顶部用铁丝固定，边缘的桩子都要用铁丝拴牢，并将铁丝的另一端拴在小木桩上斜拉打入土中固定。在拉好铁丝的桩子上，铺盖遮阴度为70%的遮阳网，在固定遮阳网时应考虑以后易收拢和展开。在冬季风大和下雪的地区种植重楼，待植株倒苗后（11月中下旬），应及时将遮阳网收拢，第二年2～3月份出苗前，再把遮阳网展开盖好。

（三）整地

种植前1～2个月先深翻1遍，结合整地施农家肥 2000～2500kg /亩翻入土中作基肥，让太阳曝晒自然消毒杀菌，之后耙细整平作墒，墒宽1.2 ～1.5m，墒与墒之间的沟深度应在20cm以上，预防多雨季节墒面积水，在有条件的情况下，可以架设喷灌或滴灌，预防旱季缺水减产；如果所选地块土质偏酸性较大，可以适当加入草木灰，或土壤偏碱性过大，可以适当撒入少量生石灰，确保土质在中性稍微偏酸。

（四）播种

目前滇黄精的种源材料主要来源于以下几个途径。

1. 野生苗驯化变家种苗

滇黄精、黄精和多花黄精野生变家种较为普遍，把野生零星的苗收集来，按照块茎的大小，进行分级处理，栽种时大小分开，并把节数多的块茎进行切块，以每个种植材料2～3节，并对伤口用草木灰和多菌灵处理，处理完之后，按20～25cm×25～30cm的株行距进行定植移栽。或把野生苗收集来直接按照大小分类，直接移栽，待产生种子后再用种子进行育苗。

2. 种子繁殖

（1）种子选择　在立冬前后，当滇黄精果实变成黄色或橙红色，植株开始枯萎时，采集果实，并及时进行处理，防止堆积后发生霉烂，将所采果实置于纱布中，搓去果皮，洗净种子，剔去透明发软的细小种子。种子应呈光滑的乳白色，选择饱满、成熟、无病害、无霉变和无损伤的种子做种，种子不能晒干或风干。

（2）种子处理　滇黄精种子具有明显的后熟作用，胚需要休眠完成后熟才能萌发。在自然情况下需要经过两个冬天才能出土成苗，且出苗率较低，一般情况下翌年春天播种，播种后第2年才出苗，出苗率低，且出苗不整齐。采用种子低温催芽处理能使种子播种当年出苗，且出苗率高，出苗整齐，具体处理

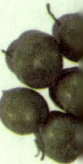

方法是：将选好的滇黄精种子，去皮处理后，用200mg/LGA（85%）浸泡种子30分钟，再用干净的湿砂催芽。按种子与湿砂的1:10比例拌匀，再拌入种子量的0.5%的多菌灵可湿性粉剂，拌匀后放置于花盆或育苗盘中，置于室内，温度保持在18~22℃，每15天检查一次，保持湿度在30%~40%（用手抓一把砂子紧握能成团，松开后即散开为宜），第二年1月便可播种。

（3）种子育苗　种子育苗宜采用点播或条播，每亩约需种子50kg（带果皮和种皮时的鲜重），可育10万株苗。按宽1.2~1.4m，墒面高20cm，沟宽30cm整理苗床。整理好苗床后，先铺一层1cm左右洗过的河砂，再铺1~2cm筛过的壤土或火烧土，然后将处理好的种子按5cm×5cm的株行距播于做好的苗床上，种子播后覆盖基质（泥炭土：沙子=1:1），覆土厚约1.5~2.0cm，再在墒面上盖一层松针或碎草，厚度以不露土为宜，冷凉的地方可以多盖一些保温，浇透水，保持湿润。播种后当年5月份开始出苗，一般8月份苗可出齐。实践证明，出苗时间和整齐度与水分和温度有密切关系，水分不足或水分不均及温度过高或过低都是影响滇黄精出苗时间和出苗整齐度的主要因素。种子繁育出来的种苗生长缓慢，可以喷施少量磷酸二氢钾，中间特别要注意天干造成的小苗死亡。出苗第2年，滇黄精种苗根茎直径超过1cm大小时即可移栽。

3. 切块繁殖

根茎切块繁殖分为带顶芽切块和不带顶芽切块两种方法，一般切块时带顶芽部分成活率高，带顶芽切段根茎的生长量是不带顶芽切段的1.5～2.5倍，并且当年就可以出苗，甚至开花结果，而不带顶芽的切段需要2年才形成小苗，且不带顶芽切块滇黄精分化出来的苗第一年基本上只有1片叶子，但能够形成多个芽。目前在生产上主要以带顶芽切块繁殖为主。

带顶芽切块繁殖的方法：秋、冬季滇黄精倒苗后，采挖健壮、无病虫害根茎，把以带顶芽部分根茎的第2节处切割，伤口蘸草木灰和多菌灵或将切口晒干，随后按照大田种植的标准栽培，第二年春季便可出苗，其余部分可晒干作商品出售也可进行催芽后作为繁殖材料。

不带顶芽根茎切块繁殖：将不带顶芽的块茎切块，切块长度以2～3个节为宜，切块后的伤口蘸草木灰和多菌灵或将切口晒干，置于阴凉潮湿的干净砂中或砂质壤土中进行催芽，一般要催2年后才能出苗，出苗后的1～2年，按有萌发能力的芽残茎、芽痕特征，把带芽的块茎掰下，掰下块茎的伤口适当晾干或蘸草木灰和多菌灵，随后按照大田种植标准栽培。

4. 组织培养无性繁殖

用组织培养无性繁殖的苗，经炼苗处理后，按照大田种植标准进行栽培。

（五）田间管理

1. 种植时间

滇黄精种植一般根据苗的大小来确定移栽时间，小苗（块茎直径<3cm）可

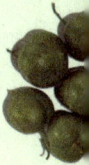

以在秋季带苗移栽或等冬季地上部分倒苗（11～12月）开始移栽，而大苗（块茎直径>5cm）宜植株倒苗后移栽，此时移栽的重楼根系破坏较小，花、叶等器官在尚未发育，移栽后当年就会出苗，出苗后生长旺盛。目前雨季移栽小苗也较为常见，一般雨季移栽要注意起苗时尽量减少根部损伤，尽量带苗移栽，减少运输时间，最好起苗后立即移栽。

2. 种植密度

生产上滇黄精种植密度也不尽相同，一般根据苗大小，种植密度也有差异，苗小种植密度相对较大，苗大种植密度相对较小，株行距在20cm×25cm、25cm×30cm、35cm×40cm或50cm×50cm均有，一般每亩种植2000～5000株之间。

3. 种植方法

在畦面横向开沟，沟深6～8cm，根据种植规格放置种苗，一定要将顶芽芽尖向上放置，用开第二沟的土覆盖前一沟，如此类推。播完后，用松毛或稻草覆盖畦面，厚度以不露土为宜，起到保温、保湿和防杂草的作用。栽后浇透一次定根水，以后根据土壤墒情浇水，保持土壤湿润。

4. 水肥管理

滇黄精种植后应根据土壤湿度及时浇水，使土壤水分保持在30%～40%。出苗后，有条件的地方可采用喷灌，以增加空气湿度，促进滇黄精的生长。雨季来临前要注意理沟，以保持排水畅通。多雨季节要注意排水，切忌畦面积水。滇黄精怕水涝，遭水涝时根茎易腐烂，导致植株死亡，造成减产。

滇黄精的施肥以有机肥为主，辅以复合肥和各种微量元素肥料。有机肥包括充分腐熟的农家肥、家畜粪便、油枯及草木灰、作物秸秆等，禁止施用人粪尿。有机肥在施用前应堆沤3个月以上（可拌过磷酸钙），以充分腐熟。追肥每亩每次1500kg，于5月中旬和8月下旬各追施1次。在施用有机肥的同时，应根据滇黄精的生长情况配合施用氮、磷、钾肥。滇黄精的氮、磷、钾施肥比例一般为1：0.5：1，施肥采用撒施或兑水浇施，施肥后应浇一次水或在下雨前追施。在其生长旺盛期（7～8月）可进行叶面施肥促进植株生长，用0.2％磷酸二氢钾喷施，每15天喷1次，共3次。喷施应在晴天傍晚进行。

5. 中耕除草

由于滇黄精根系较浅，而且在秋冬季萌发新根和新芽，种植第一年可以用中耕除草，在中耕时必须注意，9～10月前后是地下茎生长初期，应用小锄轻轻中耕，不能过深，以免伤害地下茎，第2年以后宜人工除草，严禁使用化学除草剂。中耕除草时要结合培土，避免根状茎外露吹风或见光，或在冬季发生冻害，中耕除草时可以结合施用冬肥。2～3月苗逐渐长出，发现杂草要及时拔除，除草要注意不要伤及幼苗和地下茎，以免影响滇黄精生长。

6. 摘花疏果及封顶

滇黄精的花果期持续时间较长，并且每一茎枝节腋生多朵伞形花序和果实，

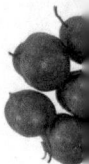

致使消耗大量的营养成分，影响根茎生长。因此，种植基地需要及时在花蕾形成前及时将花芽摘去，同时把植株顶部嫩尖切除，只保留1～1.5m的植株高度，从而避免。

以促进养分集中转移到收获物根茎部，利于产量提高。

7. 防冻

滇黄精种植区域的冬季气温较低，应在苗周盖上一薄层农家肥和稻草（干松毛）以防止霜冻，并避免下午浇水，地块干燥适宜在上午10点～下午2点浇水。

（六）常见病虫害及其防治技术

1. 防治原则

滇黄精的病虫害防治应当遵循"预防为主，综合防治"的原则，通过选育抗性强和抗病性强的品种或品系、科学管理、合理施肥等措施，综合利用农业防治、物理防治和合理的化学防治，将有害生物和微生物控制在允许范围内。农药的使用应严格遵守以下准则。

（1）允许使用植物源农药、动物源农药、微生物源农药和矿物源农药中的硫制剂、铜制剂。

（2）严格禁止使用剧毒、高毒、高残留或者具有三致（致癌、致畸、致突变）作用的农药。

（3）允许有限度的使用部分有机合成的化学农药。

（4）应尽量选用低毒、低残留农药。如需使用未列出的农药新种类，须取得专门机构同意后方可使用。

（5）每种有机合成农药在一年内最多允许使用1～2次。

（6）最后一次施药距采挖间隔天数不得少于30天。

（7）提倡交替使用有机合成化学农药。

（8）在黄精种植时禁止使用化学除草剂。

2. 防治措施

（1）农业防治

①培育抗性品种：培育和选用抗病良种能提高滇黄精的抗病能力，从而减少农药的使用量。

②培育健康无病无毒种苗：选择种源时应选择母株无病虫害的植株所结的种子，种子应饱满、无霉病，种子播种前应当进行杀菌消毒处理，培育出不带病的壮实种苗，或者用组织培养方法来培育无毒滇黄精种苗。

③加强田间管理：及时清除田间杂草，适时浇水和排水，控制田间土壤湿度，加强田间空气流通，适时封顶，控制滇黄精种植基地蔽荫度，发现病叶和病株应及时清除，防止病原菌的滋生和传播。

④合理施肥：施足底肥，增施磷、钾肥，培育壮苗，增强抗病和抗逆能力。

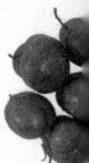

（2）物理防治　利用动物和病菌对光、温、水分的敏感趋性或依赖性来进行病虫害的防治。如：杀虫灯、黄板、蓝板、性诱剂、糖醋液引诱等。还可以在滇黄精冬季倒苗之后把遮阳网拉开，让太阳光直射地块，从而达到自然消毒杀菌的效果。

（3）化学防治　滇黄精为药食同源植物，在使用化学药剂防治变虫害时应使用高效、低毒、低农药残留的环境友好型农药，禁止使用高毒、高农药残留、国家及行业明令禁止使用的农药。农药使用必须遵循科学、经济、合理和安全的原则，并严格控制使用次数和用量。

3. 滇黄精主要的病害及防治措施

（1）叶斑病

【症状】　发病初期由茎秆基部的叶片开始，叶面出现褐色斑点，后病斑扩大呈椭圆形或不规则形，大小1cm²左右，中间淡白色，边缘褐色，靠健康组织处有明显黄晕，病斑形似眼状。病情严重时，多个病斑愈合引起叶枯死，并可逐渐向上蔓延，最后全株叶片枯死脱落，如图3-1。该病病原 *Alternaria* sp.为一种交链孢菌。一般多发于夏秋两季，雨季发病较严重。一般6～7月降雨量多，温

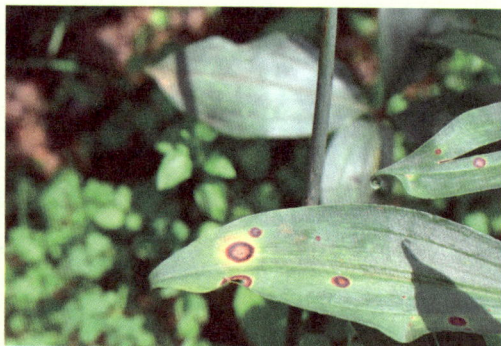

图3-1　滇黄精叶斑病

度较高，植株叶上出现病斑，先在植株基部叶上始发生，并逐渐上移，到7月底发病已较严重，出现整株枯死现象。8～9月伴随着多种其他原因导致的田间植株死亡，发病达到顶峰。10～11月，发病植株数量将有所减少。因此，高温高湿是叶斑病发生的主要原因。

【防治方法】

①农业防治：冬季滇黄精倒苗后，及时清除植株地上部分枯枝，将枯枝病残体集中烧毁，消灭越冬病源。

②药剂防治：雨季来临，发病前和发病初期喷10%苯醚甲环唑水分散颗粒剂1500倍液，或50%退菌灵可湿性粉剂1000倍液，每7～10天喷1次，连续喷施3～4次。发病后可喷洒50%甲基托布津可湿性粉剂600倍液，或40%百菌清悬浮剂500倍液、25%苯菌灵·环己锌乳油800倍液、50%甲基硫菌灵·硫黄悬浮剂800倍液、50%利得可湿性粉剂1000倍液。每隔5～7天一次，连续防治3～4次。

（2）黑斑病

【症状】　主要发生于滇黄精植株的叶片和茎秆上。叶片染病后产生暗褐色圆形或近圆形或不规则的病斑，四周具锈褐色轮纹状宽边，病斑在空气湿度大时呈水渍状，病斑干燥后易破裂，条件适宜时，病斑扩散迅速，有时数个病斑相互融合，使得叶片干枯；茎部染病病斑呈黄褐色椭圆形，逐渐向下或向上扩展。然后病斑中间凹陷变黑，病斑表面长出黑霉。严重时病斑凹入茎内组织，导致茎秆折倒，如图3-2。该病的病原菌为链格孢菌属的一种。该病6～8月发病最为严重，应当提前预防。

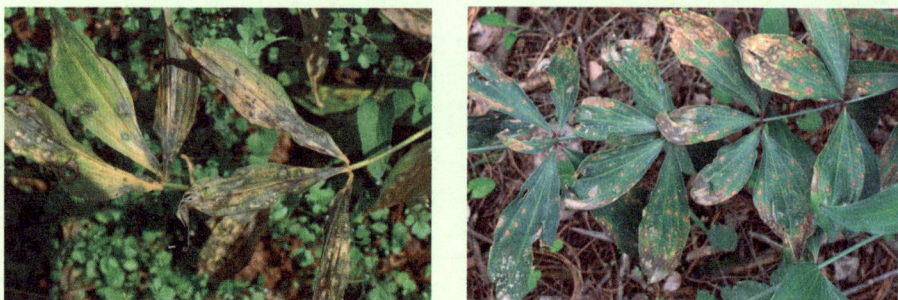

图3-2　滇黄精黑斑病

【防治方法】　冬季滇黄精倒苗后，及时清除植株地上部分枯枝，将枯枝病残体集中烧毁，消灭越冬病源。休眠期喷洒1%硫酸铜溶液杀死病残体上的越冬菌源。发病初期用50%退菌特1000倍液喷雾防治，每隔7～10天喷药1次，连续喷2～3次。

（3）根腐病

【症状】　此病主要侵染根部，发病初期根部产生水渍状褐色坏死斑，严重时整个根内部腐烂（图3-3），仅残留纤维状维管束，病部呈褐色或红褐色。湿度大时，根茎表面产生白色或黄色霉层（即为分生孢子）。由于根部腐烂病株易从土中拔起。发病植株随病害发展，地上部生长不良，叶片由外向里逐渐变黄，最后整株枯死。根腐病主要发生在田间湿度大、积水、土壤板结、覆盖太厚、根部肥害、根茎有创伤或根系线虫、地下害虫危害等条件下易发病，高温高湿有利发病。该病从苗期至生长中后期均可发生，一般7～9月为发病高峰期。冬季土壤湿度过大，也会发生。

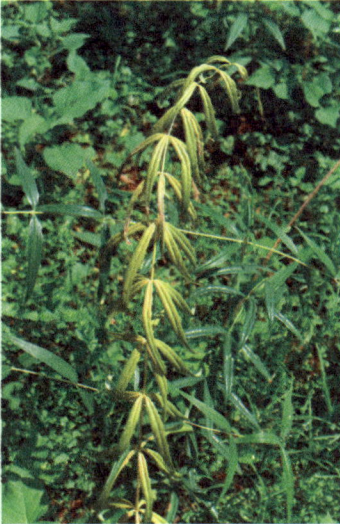

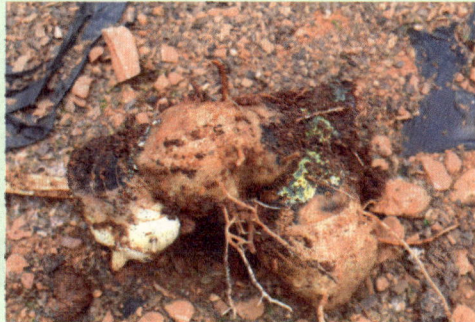

图3-3　滇黄精根腐病

【防治方法】　选择避风向阳的坡地栽培，并开沟理墒，以利排水和降低地下水位。播种或移栽时用草木灰拌种苗，初发病时选用75%百菌清600倍液、25%甲霜灵锰锌600倍液、70%代森锰锌600倍液、64%杀毒矾600倍液、80%多菌灵500倍液等药液浇根。7～10天浇施一次，防控2～3次。也可选用50%多菌灵可湿性粉剂600 倍液+58%甲霜灵锰锌可湿性粉剂600倍液混合后浇淋根部。若发现线虫或地下害虫危害，选用10%克线磷颗粒剂沟施、穴施和撒施，2～3kg/亩；或50%辛硫磷乳油800倍液浇淋根部。

（4）炭疽病

【症状】　主要危害滇黄精叶片和茎秆，该病在叶片上、叶尖或叶缘产生圆形、半圆形、椭圆形或不规则形状的病斑，病斑直径为0.5～2.0cm，多数为1cm左右。病斑初期褪绿，后期整个病斑中央变成黄白色，病斑外围呈黄褐色，湿度大时，病斑扩展迅速，严重时造成叶片大量枯死，如图3-4。茎部受害后形成褐色稍凹陷的病斑，其上长生大量黑色小点，后期茎秆枯死。该病的病原菌为 *Colletoruchum circinans*（Berk），滇黄精的炭疽病主要发生在秋冬季节。

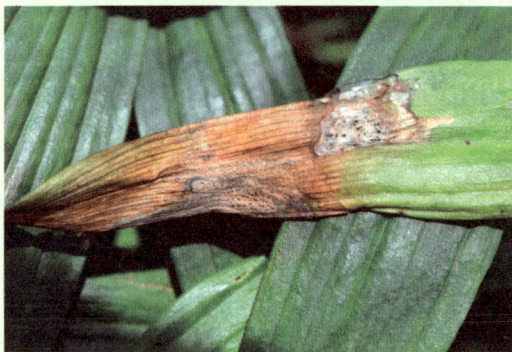

图3-4　滇黄精炭疽病

【防治措施】　一是加强栽培管理，增施生物有机肥，做好防冻、防旱、防涝和其他病虫的防治，增强植株的抗性能力；二是冬季清除枯枝落叶，并集中烧毁，减少病源；三是药剂防治。在春、夏黄精出苗初期喷施化学药剂，15～20天一次，连续3~4次，药剂可选用30%悬浮剂戊唑·多菌灵龙灯福连1000～1200倍液或70%默赛甲基硫菌灵1000倍液；或F500百泰2000倍液。

（5）褐斑病

【症状】　该病由半知菌亚门真菌尾孢属引起的病害，主要危害滇黄精叶

片，一般从叶缘或叶尖开始发病，发病初期为圆形或椭圆形，紫褐色，后期为

黑色，直径为5～10mm，界线分明，如图3-5，严重时病斑可连成片，使叶片

枯黄脱落，该病全年都可发生，但

以高温高湿的多雨炎热夏季为害最

重。单株受害叶片、茎秆或根部，

出现梭形、长条形、不规则形病

斑，病斑内部青灰色水浸状，边缘

红褐色，以后病斑变成黑褐色，腐

烂死亡。

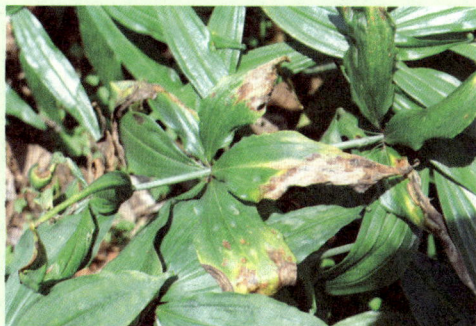

图3-5 滇黄精褐斑病

【防治措施】

①加强栽培管理，移栽时注意土壤消毒，杀死潜伏病菌，种植不宜过密，

要注意通风透光，注意排水。

②发现病叶要立即摘除并销毁，以防扩散感染。

③发病初期用1∶1∶300波尔多液（硫酸铜∶爆石灰∶水）或80%代森锌

可湿性粉剂600倍液，50%多菌灵可湿性粉800倍液，70%甲基托布津可湿性粉

1000倍液，32%乙蒜素酮乳剂及30%乙蒜素乳剂1500倍液喷洒，7～10天一次，

连喷2～3次。

④发病严重时，应喷药防治，可以喷施1%的波尔多液，或75%的百菌灵可

湿性粉剂600~800倍释液，或可喷洒65%可湿性代森锌粉剂500～600倍液，或50%代森铵200倍释液，或托布津200倍稀释液，连续喷施3～4次。

（6）茎腐病

【症状】 受害滇黄精植株由下部叶片向上逐渐扩展，呈现青枯症状，最后全株显症，很容易与健株区别。病株茎基部交软，内部空松。遇风易倒折。株根系明显发育不良，根少而短，变黑腐烂，见图3-6。剖茎检查，髓部空松，根、茎基和髓部可见到红色病症。茎腐发生于雨后高温天气，主要发生在夏秋季节。

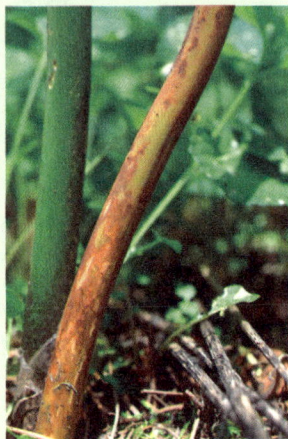

图3-6　滇黄精茎腐病

【防治措施】 冬春季要清除枯枝、病叶集中烧毁，减少病源的越冬基数，发现病株及时清除；苗床地要高畦深沟，以利雨后能及时排水；注意通风透气，雨后及时排水，保持适当温湿度；中耕除草不要碰伤根茎部，以免病菌从伤口侵入。发病初期选用58%瑞毒霉500倍液、72%甲霜灵锰锌600倍液、75%百菌清600倍液、80%代森锰锌500倍液、68.75%银法利（氟菌·霜霉威）2000倍液等其中一种药液喷施植株，每7～10天喷淋1次，连续防治3次。

（7）病毒病

【症状】 主要为害滇黄精叶片，主要表现为浓绿、淡绿相间的花斑，严重时叶片上有泡状斑和皱缩，叶面凹凸不平，植株高度受到影响，如图3-7。病毒病主要发生在高温、干旱、阳光强度强的春末夏初及秋末季节。

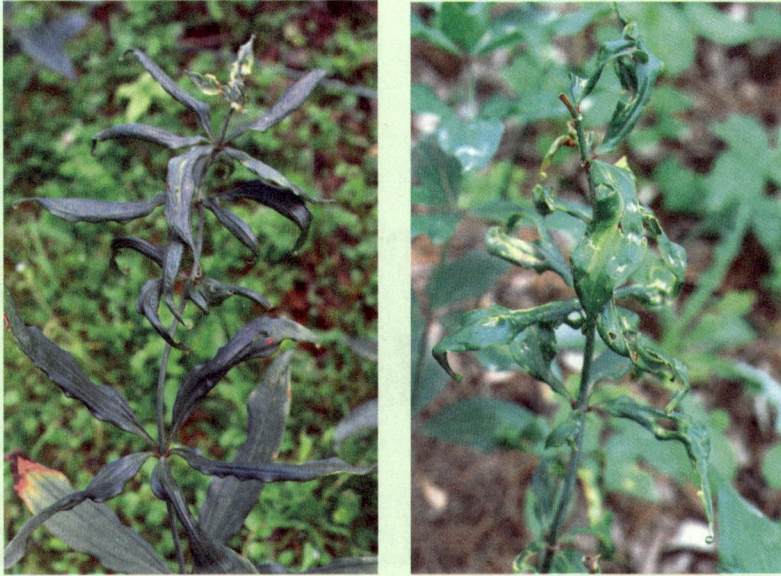

图3-7 滇黄精病毒病

【防治措施】

①采用轮作套种不同作物可以减少病原积累，防止病害严重发生。

②加强田间栽培管理，提高植物抗病毒病的能力，铲除田间地头杂草，拔除病株以除掉毒源，及时治虫防病，也能减轻病害。

③冲施肥要以天然有机肥为主，用生物发酵好的肥料，厌氧菌或放线菌类有益防腐微生物为最好，养根壮根，提高产量的同时提高其抗病毒能力。

（8）枯萎病

【症状】 该病多在叶与花上开始发生，感病症状为中间棕色周边发黄的斑点，从正常到被感染过程中的组织可见水渍状斑点，如图3-8，图3-9。枯萎病的传播和造成危害的速度很快，侵染对象以叶片为主，当感染程度加大成为系统性侵害时，则杀死整个植株。

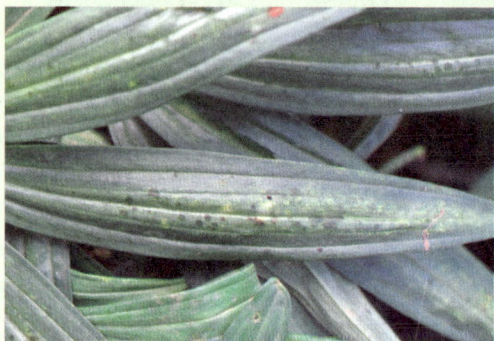

图3-8 滇黄精枯萎病发病初期

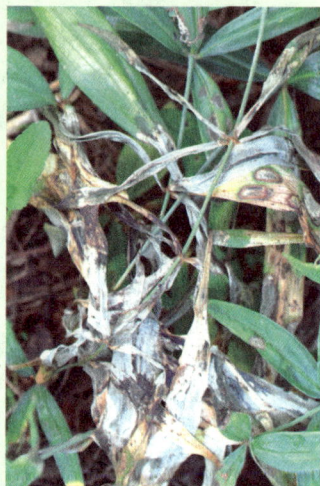

图3-9 滇黄精枯萎病发病后期

【防治措施】

①种子种苗消毒，培育无毒健康种苗。

②土壤消毒，对种植滇黄精的地块用0.008~2mg/L的氯化苦消毒。

③药液灌治：在零星发病田块，用12.5%治萎灵水剂200~300倍液浇灌病苗，每株10~20ml，可以减轻发病或恢复生机，尤其是轻病株，效果良好。

（9）灰霉病

【症状】 由灰葡萄孢菌侵染引起。主要侵染叶片、茎秆和花蕾，发病初期水渍状斑块，病部逐渐扩大，后期病部产生灰色霉层，如图3-10。病菌在土壤或病残体上越冬及存活。借雨、风或浇水等农事活动等传播。一般在6月底至倒苗前均可发病，7~8月为发病高峰期。高湿条件、植株茂密、栽培空间封闭、通风不畅条件下发病突出。

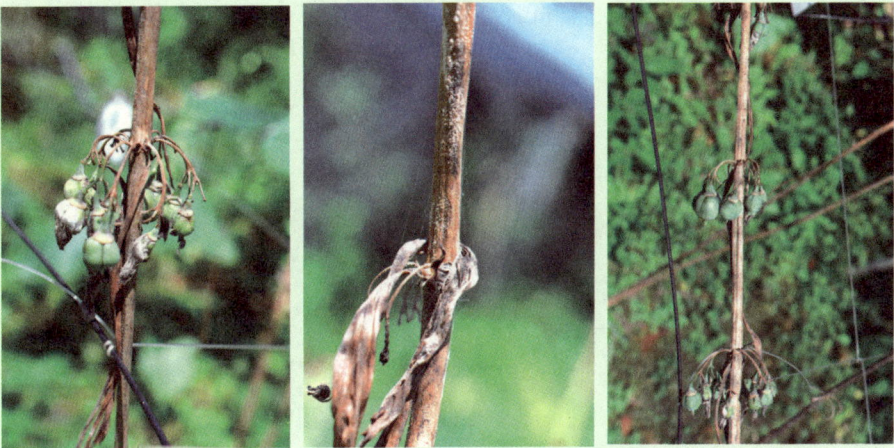

图3-10　滇黄精灰霉病

【防治措施】　及时清除、销毁病残体；加强管理，注意排水和降低湿度，增施有机肥，通风透光，提高滇黄精抗病力；注意雨前重点预防和控病。发病初期选用40%明迪（氟啶胺+异菌脲）3000倍液、40%嘧霉胺1000倍液、50%啶酰菌胺1200倍液、50%速克灵2000倍液等药液喷施、喷淋植株。

4. 滇黄精的主要虫害

滇黄精的主要虫害有蚜虫、螨虫、地老虎、蝼蛄、蛴螬等。

（1）蚜虫

【危害】 滇黄精的蚜虫主要以桃蚜和棉蚜为主。春末夏初，气温迅速上升，雨水还没有降下，当春季作物如十字花科、禾本科植物采收后，蚜虫就转移到其他作物上，此时滇黄精刚长出，嫩叶和花是蚜虫喜欢危害的部位，以成虫、若虫吮吸嫩叶的汁液，使叶片变黄，植株生长受阻。蚜虫又是传播病毒的媒介，传播病毒的危害比直接危害的损失更重，蚜虫大量繁殖会导致植物顶部的叶和花大量脱落，严重时植株会死亡，造成减产。

【防治措施】

①采用粘虫黄板诱杀蚜虫，在地边或大棚里设置黄色板，方法是用塑料薄膜，涂成金黄色，再涂1层凡士林或机油，张架在高出地面0.5m处，可以大量诱杀有翅蚜。

②采用银灰色塑料条避蚜虫，蚜虫对银灰色有较强的趋避性，可在园内挂银灰色塑料条或铺银灰色地膜驱避蚜虫。此法对蚜虫迁飞传染病毒有较好的效果。

③根据蚜虫在高温干旱时节容易发生的特点，注意搞好喷水抗旱；在黄精地及周围作好冬季的除草和翻地，清洁田间，不能在黄精地周围保留蚜虫过冬的十字花科的蔬菜和植物。尽早控制在点片发生阶段，选用吡虫啉、啶虫脒和苦参碱等按使用说明书用量防控。

（2）螨虫

【危害】　螨虫主要危害时间为春末夏初，主要在滇黄精的叶背面、茎、嫩尖处群集，以刺吸式口器吸食植物的汁液。被危害叶片背面呈黄褐色至红褐色，正面灰色，叶片变硬变脆失绿，使叶片光合作用受到影响，严重时叶片大量脱落，植株枯死。

【防治措施】

①冬春季要清除枯枝，消灭过冬虫卵。

②进行轮作。

③可用15%哒螨酮乳油300倍液，或34%螨虫立克乳油2000～2500倍液，或48%乐斯本1000倍液，或1.8%的阿维菌素（齐螨素、新科等）3000倍液，或15%哒螨灵乳油1500倍液，或73%克螨特乳油2000倍液，或15%扫螨净乳油2000倍液，或35%杀螨特乳油1000倍液等药剂进行防治。

（3）地老虎

【危害】　地老虎是一种典型的杂食性害虫，1～2龄幼虫喜食滇黄精心叶或嫩叶，咬成针状小洞；3龄后幼虫可咬断滇黄精嫩茎；4龄以后进入暴食阶段，是危害盛期。3龄前幼虫昼夜活动，3龄后幼虫白天潜伏在滇黄精根部附近土中，晚上或阴雨天气出土活动。危害时期主要为3～5月。它们白天潜入土中，晚上出来啃食滇黄精的幼根嫩茎，造成缺苗。

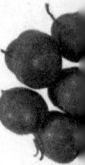

【防治措施】

①在地老虎成虫交配期间用黑光灯或带有发酵气味的物质来诱杀成虫，减少幼虫数量。

②加强田间管理，及时清除杂草，并进行人工除虫。

③配制毒饵，在行间或株间撒施毒饵。可用麦麸毒饵（麦麸20～25kg，压碎、过筛成粉状，炒香后均匀拌入40%辛硫磷乳油0.5kg，农药可用清水稀释后喷入搅拌，以麦麸粉湿润为好，然后按每亩用量4～5kg成小堆撒入幼苗周围）和油渣毒饵（把油渣炒香后用甲基异柳磷拌匀），洒在幼苗周围可以诱杀地老虎、蝼蛄等多种地下害虫。

④在地老虎1～3龄幼虫期，按每亩用2.5%敌杀死乳油30～40ml，加水45kg于日落后对农作物的幼苗作常规喷洒，茎叶都要喷湿。地老虎出来觅食，就能使其中毒致死，如对整块地全面喷洒，效果更佳。

（4）蛴螬

【危害】 蛴螬主要为暗黑鳃金龟、铜绿丽金龟、棕色鳃金龟、黄褐丽金龟等的幼虫，蛴螬1～2年1代，幼虫和成虫在土中越冬，春秋两季为害最重，蛴螬咬食幼苗嫩茎，滇黄精块根被钻成孔眼，当植株枯黄而死时，它又转移到别的植株继续危害。此外，因蛴螬造成的伤口还可诱发病害。

【防治措施】

①实行轮作，不施未腐熟的有机肥料；精耕细作，发现虫卵和幼虫及时处死。

②用50%辛硫磷乳油每亩200～250g，加水10倍喷于25～30kg细沙上拌匀制成毒沙，顺墒面撒施，随即浅锄；用2%甲基异柳磷粉每亩2～3kg拌细沙25～30kg制成毒沙；用3%甲基异柳磷颗粒剂、3%呋哺丹颗粒剂、5%辛硫磷颗粒剂或5%地亚农颗粒剂，每亩2.5～3kg处理土壤。

③滇黄精种苗种植时可以适当拌上辛硫磷、敌百虫等粉剂。

④每亩地用25%对硫磷或辛硫磷胶囊剂150g～200g拌麦麸或油枯等饵料5kg，或50%对硫磷、50%辛硫磷乳油50～100g拌饵料3～4kg，撒于种沟中，亦可收到良好防治效果。

⑤可设置黑光灯诱杀成虫，减少蛴螬的发生数量。

（5）蝼蛄

【危害】 蝼蛄主要危害滇黄精的根部，蝼蛄以蚯蚓和昆虫的幼虫为食，常在滇黄精地下挖土打洞，从而危害滇黄精的根和块茎，使根和块茎造成伤口，诱发病害。

【防治方法】

①灯光诱杀：蝼蛄发生危害期，在田边或村庄利用黑光灯、白炽灯诱杀成虫，以减少田间虫口密度。

②人工捕杀：结合田间操作，对新拱起的蝼蛄隧道，采用人工挖洞捕杀

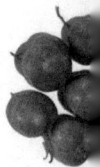

虫、卵。

③每亩地用90%晶体敌百虫晶体用水溶化拌麦麸或油枯等饵料（100～200倍），于傍晚时撒在已出苗的苗床表土上，或随播种、移栽定植时撒于播种沟或定植穴内。

④当滇黄精地蝼蛄发生危害严重时，每亩用3%辛硫磷颗粒剂1.5～2kg，兑细土15～30kg混匀撒于地表。

五、加工与开发

1. 采收期

综合产量和药用成分含量两方面因素，滇黄精在移栽后3～4年采收最佳；采收时间为11月～翌年1月。

2. 采收

采挖前将地上枯萎的植物及杂草清除，集中运出种植地，采挖时可以根据茎痕判断地下块茎的位置，从地的一头开始挖，挖的深度应深于20cm，小心挖出滇黄精的块茎，剥离泥土，尽量避免损伤根茎，保证根茎的完好无损，小心放入清洁的竹筐或塑料框中。带顶芽部分切下留作种苗，其余部分洗净干燥。

3. 初加工

滇黄精鲜药材采收以后不宜长期存放，应及时干燥处理，才能有效地保持其药用成分，便于贮藏和运输，否则容易抽茎变空或发生霉烂，降低其品质。干燥时，可以高温或冷冻处理，迅速杀死其细胞，抑制细胞内酶类的活动，减少有效成分的分解。最早的方法是"凡采得，以溪水洗净后蒸，从巳至子，刀薄切，曝干用"(《雷公炮炙论》)；唐代《千金翼方》记载为"重蒸法"，即"九月末挖取根，拣肥大者来日熟蒸，微曝干以蒸，待再曝干，食之如蜜，即可停"；在《食疗本草》记载"九蒸九曝"的加工方法。现在加工黄精的方法多样，如下所述。

（1）制黄精及制黄精片

①常采用的是将黄精放入锅内，加清水至黄精被浸没，火烧煮，为了保持黄精根茎不露出水面，在煮的过程中应及时添水，煮熟至透心后的黄精根茎（剩下的残汁浓缩备用）晒至五成干，放入蒸笼内隔水蒸约4小时，取出再晒。如此反复蒸晒多次，直至表面呈黑色，内部呈黑棕色类似柿饼颜色，则将浓缩液淋在黄精上，拌匀后再蒸，最好晒或烘干爽，装入竹篓或木箱内，置荫凉处存放。

②采挖黄精原药材，除去杂质，洗净，切厚片，加水拌匀，使之浸润至透心，用武火蒸2小时后再淋水1次，使所有黄精都淋到水后，再蒸2小时后熄火，闷润一夜，取出置烘箱80℃烘干即得成品。

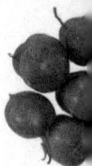

（2）黄精片　晴天采挖黄精原药材，除去杂质，洗净，切薄片，把黄精片放置于太阳下曝晒干燥，或放置于烘箱60℃烘制半干，再把温度调至80℃烘制全干。

（3）黄精酒　采挖黄精鲜根茎，洗净，用洁净的布擦干，用35度以上的白酒浸泡，白酒的量约为黄精鲜根的3~4倍。泡上2~3个月后，酒就变成了透明的淡琥珀色。尽量放置半年后再饮用。

六、药材包装、储存、运输

（一）包装

黄精富含多糖，在贮藏过程中容易虫蛀和霉变，为了防止黄精药材发霉、变质可采用聚乙烯塑料膜、牛皮凝膜纸、铝箔/聚乙烯塑料复合膜作为包装材料。黄精在包装前应仔细检查是否已充分干燥，并清除杂质和异物。将全干燥的黄精装入洁净的聚乙烯塑料膜、牛皮凝膜纸、铝箔/聚乙烯塑料复合膜袋内衬防潮纸（本品极易吸潮），每件可包装20kg、25kg或50kg，并附合格证、装箱单和出货日期，然后打包成件。

（二）贮藏

贮藏最好采用密封的塑料袋，能有效地控制其安全水分（<18%），这是针对黄精易吸潮的特点进行贮藏。同时可将密封塑料袋装好的药材放入密封木箱或铁桶内，防虫防鼠。要定时检查，防止霉变、鼠害、虫害，注意定期检查。

（三）运输

黄精的运输应遵循及时、准确、安全、经济的原则。将固定的运输工具清洗干净，将成件的商品黄精捆绑好，遮盖严密，及时运往贮藏地点，不得雨淋、日晒、长时间滞留在外，不得与其他有毒、有害物质混装，避免污染。

七、地区性特色适宜技术

（一）生态复合种植技术

采用生态复合种植模式（图3-11），既可以充分利用土地以及利用药材生长时的有效空间来满足各种植物的生长需要，又充分利用同季节各种植物对土壤养分和阳光、温湿度要求的差异，较大幅度提高药材种植的经济效益和社会效益。在杉木林、竹林、华山松、旱冬瓜林、核桃、梨树等林下套种，滇黄精为多年生草本植物，其温暖、湿润、耐寒、耐旱、怕积水、惧怕霜冻和阳光直射，将滇黄精种植在杉木林、竹林、华山松、旱冬瓜、核桃、梨树等林下（图3-12），既解决了

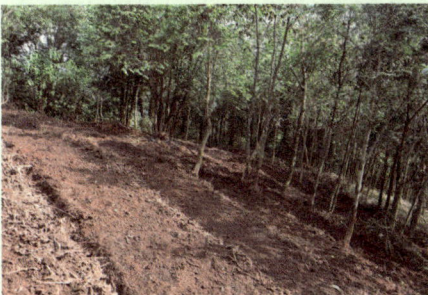

图3-11　滇黄精林下种植（整地）

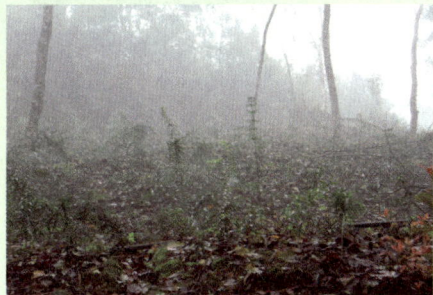

图3-12　滇黄精林下种植

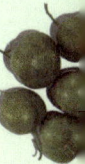

65

滇黄精的遮阴和霜冻问题，降低了投入（遮阴）成本，又培肥和改良了土壤，促进了经济林的生长。滇黄精2~3月份出苗，出苗时落叶乔木旱冬瓜、核桃、梨树已长出新叶，满足了滇黄精生长的遮阴需要。滇黄精11月份开始就逐步倒苗，旱冬瓜、核桃、梨树落叶不会对其造成任何影响。

（二）高海拔露天种植

云南地处我国西南地区边陲地带，具有独特的小区域气候特点，海拔高于2200m的山区，常年云雾缭绕，气温冷凉，滇黄精可以在露天种植，露天种植的滇黄精植株较遮阴棚下种植的植株矮，病虫害相对较少，块茎也较大（图3-13）。

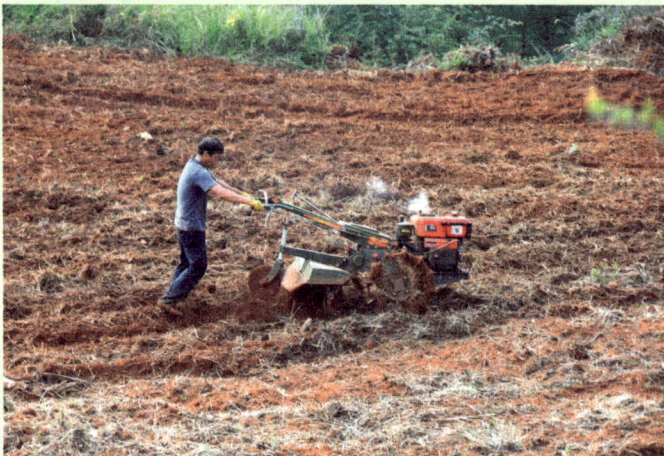

图3-13　滇黄精露天种植（整地）

（三）"两段式"育苗移栽技术

滇黄精种植周期较长，为了节约时间，可以采用公司化"育苗"+农户分散或集中建立种植基地的方式，及公司规模化繁育2年健康壮实的种苗，发散给农户或公司进行规范化及规模化的种植，这样可以有效缩短种植户自己育苗到种植成商品黄精的时间，一般来说从种子到商品黄精的产出需要6～8年的时间，但采用"两段式"育苗移栽则可以把种植时间缩短2～3年，且种苗整齐，病害较少。

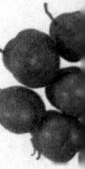

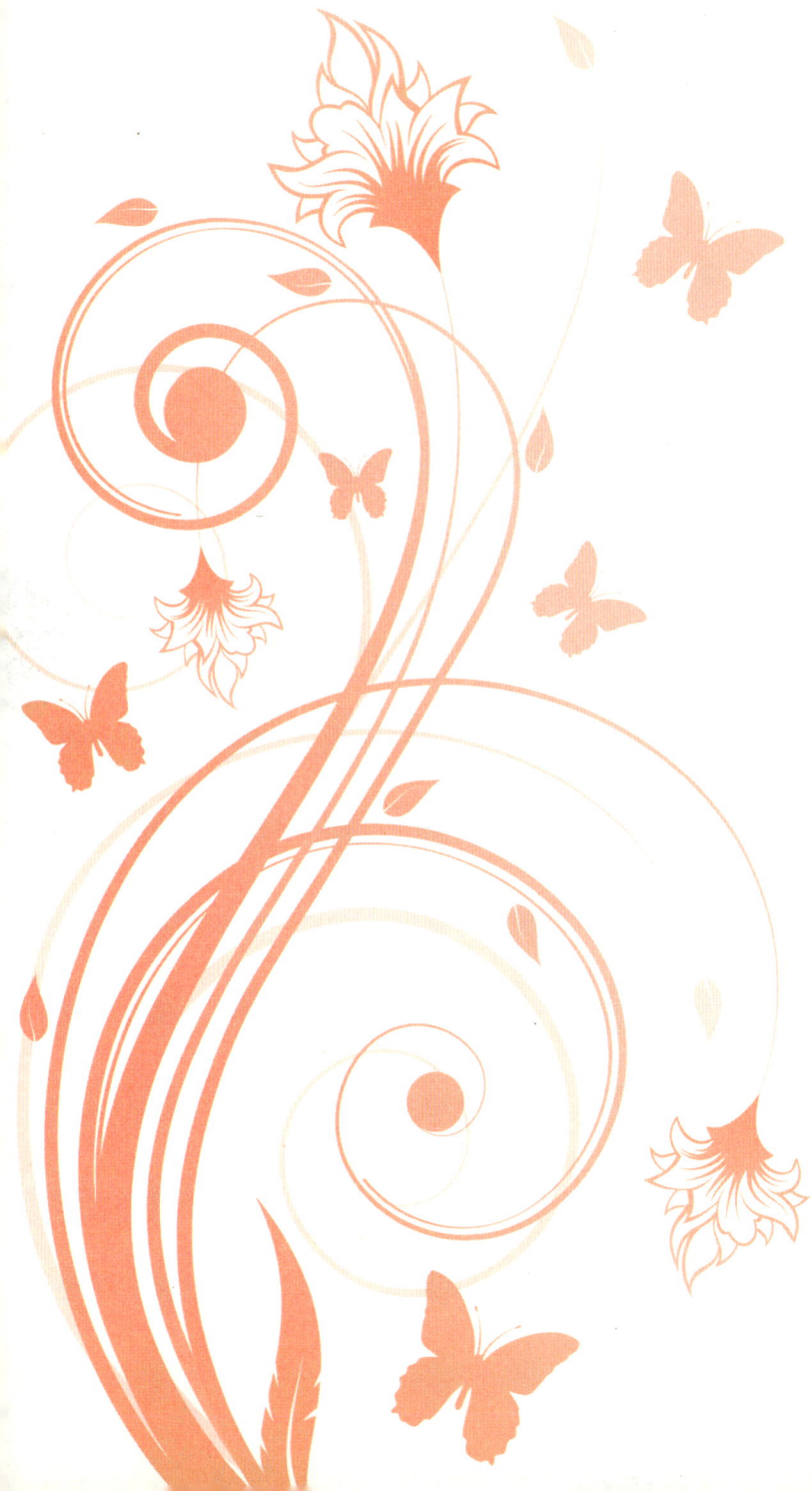

第4章

黄精药材质量评价

一、药用部位、功能主治及现代药理研究

（一）药用部位

黄精为百合科黄精属黄精（*P. sibiricum* Red.）、滇黄精（*P. kingianum* Coll. Et Hemsl.）和多花黄精（*P. cyrtonema* Hua）的干燥块根。

（二）功能主治

黄精性平、味甘，具有补气养阴、健脾、润肺、益肾等功能，主要用于脾胃气虚，体倦乏力，胃阴不足，口干食少，肺虚燥咳，劳嗽咯血，精血不足，腰膝酸软，须发早白，内热消渴等症。

（三）现代药理研究

黄精块根中富含黄精多糖，以黄精多糖甲、黄精多糖乙、黄精多糖丙，黄精低聚糖甲、黄精低聚糖乙、黄精低聚糖丙为主，多糖含量达10%以上。药理研究表明，黄精多糖具有免疫激发和免疫促进作用，增强免疫功能；同时黄精多糖还具有抗衰老、降血压、降血脂、抗炎、抗菌、抗病毒、抗疲劳、提高记忆力等作用。中医临床上，主要用于治疗糖尿病、冠心病、高脂血症、肺结核、淋巴结核、白细胞减少、腹泻、便秘、失眠等症。甚至有的还用来治疗遗精、慢性胃炎、病毒性皮肤病等症。

二、本草考证与道地沿革

黄精为百合科黄精属滇黄精（*Polygonatum kingianum* Coll. Et Hemsl.）、多花黄精（*Polygonatum cyrtonema* Hua）和黄精（*Polygonatum sibiricum* Red.）的干燥块根，又称为老虎姜、节节高、鸡头黄精、姜形黄精等。黄精入药始载于《名医别录》，列为上品，云黄精"味甘，平，无毒。主补中益气，除风湿，安五脏。久服轻身、延年、不饥"。又名菟竹、鸡格、救穷、鹿竹。"生山谷，二月采根，阴干。"

黄精最早炮制方法始记载于南朝的《雷公炮炙论》，为单蒸法，本书记载"凡采得，以溪水洗净后蒸，从巳至子，刀薄切，曝干用"。即黄精采收后用溪水洗干净后用蒸的方法进行炮制，蒸制时间为"巳至子"，蒸后切成薄片，曝晒干以备用。唐朝《千金翼方》中记载黄精九月采挖，选取肥大的药材，蒸熟，微晒干后又蒸，又晒干等待吃着像蜂蜜一样甜，就可以停止不用蒸晒，即为"重蒸法"。孟诜在《食疗本草》中提出了"九蒸九曝"的炮制方法。宋朝《重修政和经史证类备用本草》要求"细挫阴干捣末"，"九蒸九曝"之后应用于临床；《太平圣惠方》记载黄精采收切细后可以生用，亦可以加酒炖黄精汁的新的炮制方法，其书曰："取生黄精三斤，洗净，于木臼中烂捣绞取汁，旋更入酒三升，于银锅中以慢火熬成煎"；《本草图经》记载水煮汁煎膏与炒黑豆

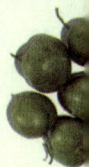

末相合作及水煮取汁煎膏焙法。

元朝《丹溪心法》要求黄精"生捣汁"。明朝《本草蒙筌》《本草原始》《景岳全书》等都记载炮制方法为"九蒸九曝"法;《医学入门》则记录为"入药生用""单服,则先用滚水焯去苦汁,九蒸九晒";《鲁府禁方》首次提出与黑豆共煮的炮制方法;《寿世保元》提出用"酒蒸"。清朝《本草从新》《得配本草》《玉楸药解》《修事指南》等书记载黄精炮制及使用方法基本沿用以前书籍记载的方法以"九蒸九曝"为主。

黄精入药始载于《名医别录》,最早炮制方法始记载于南朝的《雷公炮炙论》,记述"黄精与钩吻相似,只是钩吻的叶有毛钩子,若误食,钩吻会害人。黄精叶像竹叶,以溪水冲洗干净后,从巳时蒸至子时,用刀切成薄片,曝晒干以备用"。

从历代本草记载至现代应用都显示黄精的原植物来源复杂,且由于多种黄精属植物的根茎都呈块状,形态相似,很难被区别。《本草图经》云:"黄精生山谷,今南北皆有之,以嵩山、茅山者为佳……黄精苗叶稍类钩吻,但钩吻叶头极尖而根细。苏恭注云:钩吻蔓生,殊非此类,恐南北所产之异耳"。李时珍曰:"黄精叶似竹而不尖,或两叶、三叶、四叶、五叶,俱对节而生,其根横行,状如葳蕤……并言钩吻是野葛,蔓生,其茎如箭,与苏恭之说相合"。以上记载说明有黄精、黄精苗等不同的植物种类,并且可以区别于钩吻植物。在历代文献中除了上述对该药原植物形态文字描述外，尚有多种文献附有墨线图，为黄精本草考证提供了佐证。从《证类本草》中黄精附图来看，其叶有互生、轮生两种类型，叶数量多少也有很大差异，可见当时作为黄精的原植物品种已经相当复杂。根据附图和地名相结合的方式，我们可以大致了解"永康军黄精"中的永康军为现今的四川省都江堰地区，极有可能为现在的多花黄精；而"滕州黄精"中滕州为现今的山东省枣庄市，极有可能为黄精；"解州黄精"中解州为现今的山西省盐湖区，有可能为黄精或滇黄精；"丹州黄精""相州黄精"中的"丹州""相州"分别为今陕西宜川、河南安阳，有可能为黄精或黄精属中轮叶组的其他种。

黄精药用历史悠久，但记载黄精历史分布的书籍很少，据现代调查研究表明，黄精主要分布于安徽、浙江、东北和华北各省，多花黄精主要分布于陕西、湖北及长江以南各省市；滇黄精为我国特有种，主要分布于云南、四川、贵州和广西。

三、药典标准

黄精的主要药效成分为黄精多糖，目前黄精以多糖的含量作为衡量黄精药材质量好坏的标准，根据《中华人民共和国药典》2015年版的方法和指标来检测，具体方法如下。

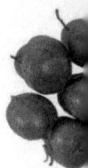

【检查】 水分　不得过18.0%（通则0832第四法）。

总灰分　取黄精块根，80℃干燥6小时，粉碎后测定，不得过4.0%（通则2302）。

【浸出物】 照醇溶性浸出物测定法（通则2201）项下的热浸法测定，用稀乙醇作溶剂，不得少于45.0%。

【含量测定】 对照品溶剂的制备　取经105℃干燥至恒重的无水葡萄糖对照品33mg，精密称定，置于100ml量瓶中，加水溶解并稀释至刻度，摇匀，即得（每1ml中含无水葡萄糖0.33mg）。

标准曲线的制备　精密量取对照品溶液0.1ml、0.2ml、0.3ml、0.4ml、0.5ml、0.6ml，分别置于10ml具塞刻度试管中，各加水至2.0ml，摇匀，在冰水浴中缓缓滴加0.2%蒽酮-硫酸溶液至刻度，混匀，放冷后置水浴中保温10分钟，取出，立即置冰水浴中冷却10分钟，取出，以相应试剂为空白。照紫外-可见分光光度法（通则0401），在582nm波长处测定吸光度。以吸光度为纵坐标，浓度为横坐标，绘制标准曲线。

测定法　取60℃干燥至恒重的黄精样品粉末约0.25g，精密称定，置圆底烧瓶中，加80%乙醇150ml，置水浴中加热回流1小时，趁热滤过，残渣用80%热乙醇洗涤3次，每次10ml，将残渣及滤纸置烧瓶中，加水150ml，置沸水浴中加热回流1小时，趁热滤过，残渣及烧瓶用热水洗涤4次，每次10ml，合并滤液与洗液，放冷，转移至250ml量瓶中，加水至刻度，摇匀，精密量取1ml，至10ml具塞干燥试管中，照标准曲线的制备项下的方法，自"加水至2.0ml"起，依法测定吸光度，从标准曲线上读出供试溶液中含无水葡萄糖的重量（mg），计算，即得。

本样品按干燥品计算，含黄精多糖以无水葡萄糖（$C_6H_{12}O_6$）计，不得少于7.0%。

饮片

【炮制】　**黄精**　除去杂质，洗净，略润，切厚片，干燥。

本品呈不规则的厚片，外表皮淡黄色至黄棕色。切面略呈角质样，淡黄色至黄棕色，可见多数淡黄色筋脉小点。质稍硬而韧。气微，味甜，嚼之有黏性。

【检查】　**水分**　同药材，不得过15.0%。

【鉴别】（除横切面外）【检测】（总灰分）【浸出物】【含量测定】　同药材。

酒黄精　取净黄精，照酒炖法或酒蒸法（通则0213）炖透或蒸透，稍晾，切厚片，干燥。

每100kg黄精，用酒20kg。

本品呈不规则的厚片。表面棕褐色至黑色，有光泽，中心棕色至浅褐色，可见筋脉小点。质柔软。味甜，微有酒香气。

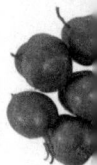

【检查】 水分　同药材，不得过15.0%。

【含量测定】 同药材，含黄精多糖以无水葡萄糖（$C_6H_{12}O_6$）计，不得少于4.0%。

四、药材等级

（一）块茎的等级划分

黄精向来以体粗壮、结节肥厚、质硬而韧、不易折断、色泽黄色至黄棕色，身干无杂、无须根、无霉变者为佳（表4-1）。

表4-1　黄精商品规格等级划分表

（《中药材商品规格等级 黄精》中华中医药学会团体标准行业征求意见稿）

基源	等级	性状描述	
		共同点	区别点
滇黄精	一等	干货。呈肥厚肉质的结节块状，表面淡黄色至黄棕色，具环节，有皱纹及须根痕，结节上侧茎痕呈圆盘状，圆周凹入，中部突出，质硬而韧，不易折断，断面角质，淡黄色至棕黄色。气微，味甜，嚼之有黏性。无杂质、虫蛀、霉变	每公斤药材所含个子数量在25头以内
	二等		每公斤药材所含个子数量在80头以内
	三等		每公斤药材所含个子数量多于80头
	统货	干货。结节呈肥厚肉质块状。不分大小。无杂质、虫蛀、霉变	

续表

基源	等级	性状描述	
		共同点	区别点
黄精	一等	干货。呈结节状弯柱形，结节略呈圆锥形，常有分枝，表面黄白色或灰白色，半透明，有纵皱纹，茎痕圆形。无杂质、虫蛀、霉变	每公斤药材所含个子数量在50头以内
	二等		每公斤药材所含个子数量在100头以内
	三等		每公斤药材所含个子数量多于100头
	统货	干货。结节略呈圆锥形，长短不一。不分大小。无杂质、虫蛀、霉变	
姜形黄精	一等	干货。呈长条结节块状，长短不等，常数个结节相连。表面灰黄色或黄褐色，粗糙，结节上侧有突出的圆盘状茎痕。无杂质、虫蛀、霉变	每公斤药材所含个子数量在115头以内
	二等		每公斤药材所含个子数量在215头以内
	三等		每公斤药材所含个子数量多于215头
	统货	干货。结节呈长条块状，长短不等，常数个结节相连。不分大小。无杂质、虫蛀、无霉变	

（二）黄精片的等级划分

目前，黄精片市场主要分为黄精片选货和黄精片统货两种。以所有药材商品均为大片，色泽黄色或浅黄褐色、无杂质、虫蛀、无霉变者为选货；以大小不一，色泽黄色或浅黄褐色、无杂质、虫蛀、无霉变者为统货（图4-1）。此外，黄精片还可以分为当年货或陈年货（图4-2）。

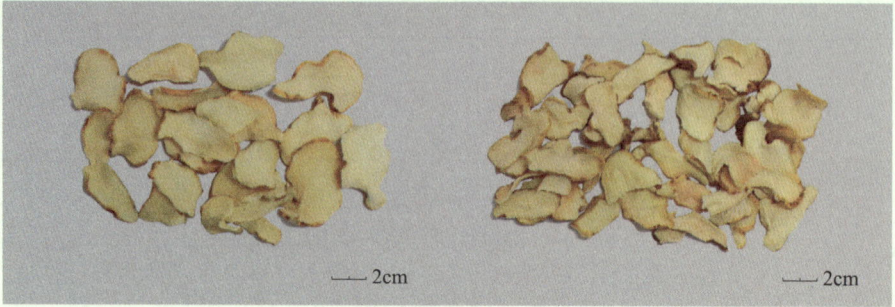

图4-1　滇黄精选货（左）和统货（右）

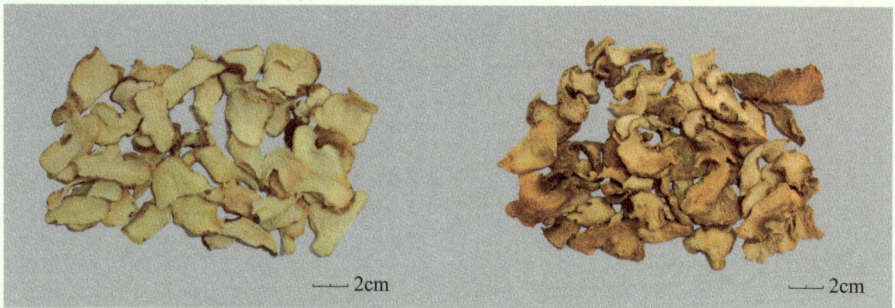

图4-2　滇黄精当年新产货（左）和滇黄精陈年货（右）

五、药材真伪鉴别及常见伪品

（一）黄精药材的鉴别

1. 植株形态的鉴别

黄精为多年生草本。根茎横走，圆柱状，结节膨大，先端有时突出似鸡头状。茎直立，高50～90cm，或可达1m以上。叶轮生，无柄，每轮4～6枚，线状披针形，长8～15cm，宽4～16mm，先端渐尖并卷曲。花序通常具2～4朵，腋生，形似伞状，总花梗长1～2cm，花梗长4～10mm，俯垂；基部具膜质苞片，钻形或线状披针形，长3～5mm，具1脉；花梗筒状，乳白色至淡黄色，全长9～12mm，裂片6，长约4mm；雄蕊6，着生在花被筒的1/2以上处，花丝长0.5～1mm；子房长约3mm，花柱长5～7mm。浆果球形，直径7～10mm，成熟时黑色，具4～7颗种子。花期5～6月，果期7～9月。

滇黄精与黄精主要区别特征：茎高可达2m以上。叶轮生，每轮3～10枚。花序具花6～10朵，花被粉红色。浆果直径10～15mm。

多花黄精与黄精主要区别特征：叶互生；叶片卵圆形或卵状披针形，背面无毛。花序具花2~7朵，多偏向一侧，总花梗长1～3cm，花梗长约1cm，花被黄绿色。浆果直径8～10mm。

2. 生药学鉴别

黄精主产东北、河北、内蒙古和陕西等省，其性状为：块茎呈结节状弯柱形，长3～10cm，直径0.5～1.5cm。略呈圆锥形，全形略似鸡头，常有分枝，上面茎痕明显，圆形，微凹。表面白色或灰黄色，半透明，有纵皱纹，芽痕圆形，直径5～8mm。质硬脆或稍柔韧，易折断，断面黄白色，颗粒状，有众多黄棕色维管束小点。气微，味微甜，嚼之有黏性。

滇黄精主产云南、贵州、四川等省份，其药材性状如下：块茎呈厚肉质的结节块状，结节长达10cm以上，宽3～6cm，厚2～3cm。块茎表面淡黄色至黄棕色，具环节，有皱纹及须根痕，结节上侧茎痕呈圆盘状，圆周凹入，中部

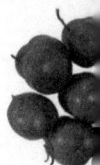

突出。质的坚硬而柔韧，不容易折断，断面角质，淡黄色至黄棕色。气微，味甜，嚼之有黏性。

多花黄精主产于贵州、四川、中南及华东地区，其药材性状如下：块茎呈长条结节块状，长短不等，常出个块状结节相连，直径2～3cm，表面灰黄色或黄褐色，粗糙，结节上侧有突出的圆盘状茎痕，直径0.8～1.5cm。质地坚实，稍带柔韧性，断面颗粒状，有众多黄棕色维管束小点散列。气微，微味甜。

3. 理化鉴别

分别取多花黄精、黄精及滇黄精药材样品粗粉各1g，各置100ml烧杯中，加水20ml，水浴温热30分钟，过滤，滤液进行下列试验。

①各取滤液2ml置试管中，加α-萘酚试剂2～3滴，摇匀，沿管壁加硫酸1ml，三种药材样品两液面交界处均有红色环，表明均含有多糖类成分。

②各取滤液2ml，加混合的斐林试剂3ml，摇匀后置水浴中加热片刻，三种药材样品均有砖红色沉淀产生，表明均含有多糖类成分。

4. 显微鉴别

（1）横切面　黄精横切面表皮细胞1列，外被角质层；有的部位可见4～5列木栓化细胞。皮层较窄，内皮层不明显。中柱维管束散列，近内皮层处维管束较小，略排列成环状，向内则渐大，多外韧型，偶有周木型。薄壁组织中分布有较多的黏液细胞，长径37～110μm，短径20～50μm，内含草酸钙针晶束。

滇黄精横切面表皮细胞1列，外被角质层，有时局部有4～5列木栓细胞。维管束散列，周木型，少见外韧型。有黏液细胞，长径36～110μm，短径20～66μm，内含草酸钙针晶束。

多花黄精很切面表皮细胞1列，外被角质层；局部可有木栓组织。皮层明显。维管束多散列，外韧型，偶见周木型。黏液细胞大，长径50～140μm，短径25～50μm，内含草酸钙针晶束。

（2）粉末特征　黄精粉末棕黄色，表皮细胞表面周壁呈不均匀增厚状，气孔形状不固定；黏液细胞较小，圆形或椭圆形，完整者长可达300μm以上，内含草酸钙针晶束；草酸钙针晶长26～172μm，直径5～8μm；薄壁细胞多见，类圆形或不规则形；木栓细胞有时可见，表面呈多角形；导管梯纹、网纹或螺纹。

滇黄精粉末棕黄色，表皮细胞壁不均匀增厚；黏液细胞较黄精少，长可达330μm；草酸针晶长60～150μm，直径2～6μm；不定形块状物可见，黄色，深浅不一。

多花黄精表皮细胞1列，扁长方形，切向延长，外披角质层。皮层较窄，由薄壁细胞组成，薄壁细胞壁呈连珠状，皮层与中柱界限不明显。皮层薄壁细胞中有多数大的黏液细胞，其长为70～277μm，内含多数草酸钙针晶束。维管束多数，呈环状排列，多数是外韧型，少数为周木型或周韧性。

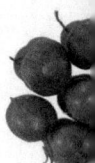

5. 分子鉴定

用CTAB法提取黄精属及近缘属种的总DNA，利用限制性片段长度多态性（RFLP）标记法，引物trnK-1碱基序列为5′-AACCCGGAACTAGTCGGATC-3′和引物trnK-2碱基序列为5′-GCTTGCTAACTCAACGGTAG-3′；反应体系为：50mmol/L Tris-HCl（pH 8.3），25μg/ml BSA，2mmol/L MgCl$_2$，dATP，dTTP，dCTP和dGTP各200μmol/L，TaqDNA聚合酶3U/100μl，相应引物对各0.1μmol，总DNA模板50～100ng。扩增体系为94℃预变性3分钟，94℃变性1分钟，52℃退火延伸1分钟，72℃延伸2.5分钟，35个循环，72℃延伸8分钟，取5μl反应液电泳检查，可以有效区分黄精属内种及黄精属近源种，图4-3。

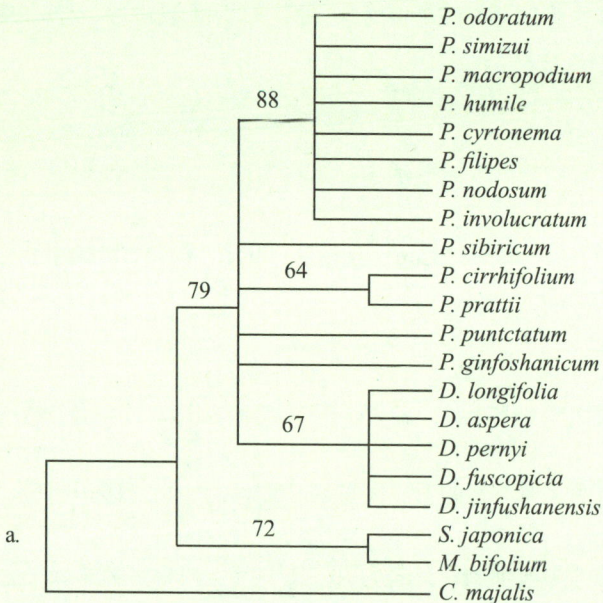

图4-3 黄精属及近源种通过trnK基因的RFLP构建的树状图

（二）常见伪品

黄精常见的伪品主要有同属植物的湖北黄精、卷叶黄精、垂叶黄精、轮叶黄精、玉竹、长梗黄精、鹿药属的管花鹿药及马钱科植物胡蔓藤（钩吻）的干燥块茎。

1. 湖北黄精

外形呈连珠状，长2～3.5cm，明显比正品短，外表为黄棕色，具有不规则较粗的皱纹，质硬，不易折断，且断面较平坦，不具有角质样或蜡质状，散在有多数椭圆形棕色小点；闻之亦气微，味甜而带苦味，嚼之不粘牙。

2. 卷叶黄精

根茎呈结节块状，"节"膨大。茎痕呈凹陷的圆盘状，直径1～2cm。茎痕明显，圆形。直径1cm。表面须根较多，呈黄白色或黄棕色，未干者较柔韧，折断面淡黄色，气微，味甜，有黏性。

3. 垂叶黄精

块茎呈结节状扁弯柱形，长5～15cm，直径0.2～1.5cm，表面黄棕色至黄褐色，有纵皱纹，可见少数须根及须根痕。质坚硬，较柔韧，不易折断，断面黄白色，颗粒状，有众多淡黄色维管束小点散列。气微，味甘，味淡。

4. 轮叶黄精

块茎圆柱形，同串根茎大小均匀，呈连珠状或结节状，结节膨大，结间一

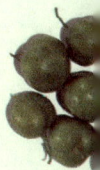

头粗一头细，粗的一头有短分枝，节间长达4cm，直径 0.4～0.5cm；表面浅黄色至棕黄色，有不规则皱纹，下面中、下部有一条突起的环状横纹，每一结节中部有呈凹陷的圆盘状茎基，节间较长，可见点状须根痕；质韧，断面黄白色，角质样，可见类白色小点散在（维管束）；气微，味甜而带黏性。

5. 玉竹

块茎圆柱形或扁圆柱形，稍纤细较平直，直径为1～5cm，结节长，结节明显，表面颜色黄白色，半透明，气微，味甘，嚼之有黏性。

6. 长梗黄精

根茎多呈结节状，稀连珠状而略似姜形，多数较瘦小，长度5～10cm，宽约2cm，厚约1～1.5cm。表面黄棕色至暗棕色，较粗糙，有不规则皱纹及宽状突起的根痕茎痕圆盘状，直径0.3～0.8cm，整个突出而中心略凹陷，较稀疏，节呈略隆起的环纹，节间长短不一，多数较密，特别是近茎基及芽痕处最甚。质坚硬，略脆，折断面淡黄色至棕色，略角质样，维管束点状不甚清楚。气微；味微甜，略带黏性。

7. 管花鹿药

根状茎念珠状，长达15cm，粗0.5～1.5cm，有时达3cm，15～20节；节卵形，圆锥形，肉质，密布近肉质的圆柱形根和残存的纤维状鳞叶，顶部具1～2个直径3 ～6mm的圆形茎痕，当年生的节肉质，较粗厚，生1～2茎和1～2个顶芽；节间短或极短，强烈缢缩成球状，粗2～4mm；微带焦糖气；须根细长，粗细不均匀。

8. 钩吻

茎呈圆柱形，直径0.5～5cm，外皮灰黄色至黄褐色，具深纵沟及横裂隙；幼茎较光滑，黄绿色或黄棕色，具细纵纹及纵向椭圆形突起的点状皮孔。节稍膨大，可见叶柄痕。质坚，不易折断，断面不整齐，皮部黄棕色，木部淡黄色，具放射状纹理，密布细孔，髓部褐色或中空。气微，味微苦，有毒。

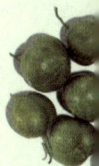

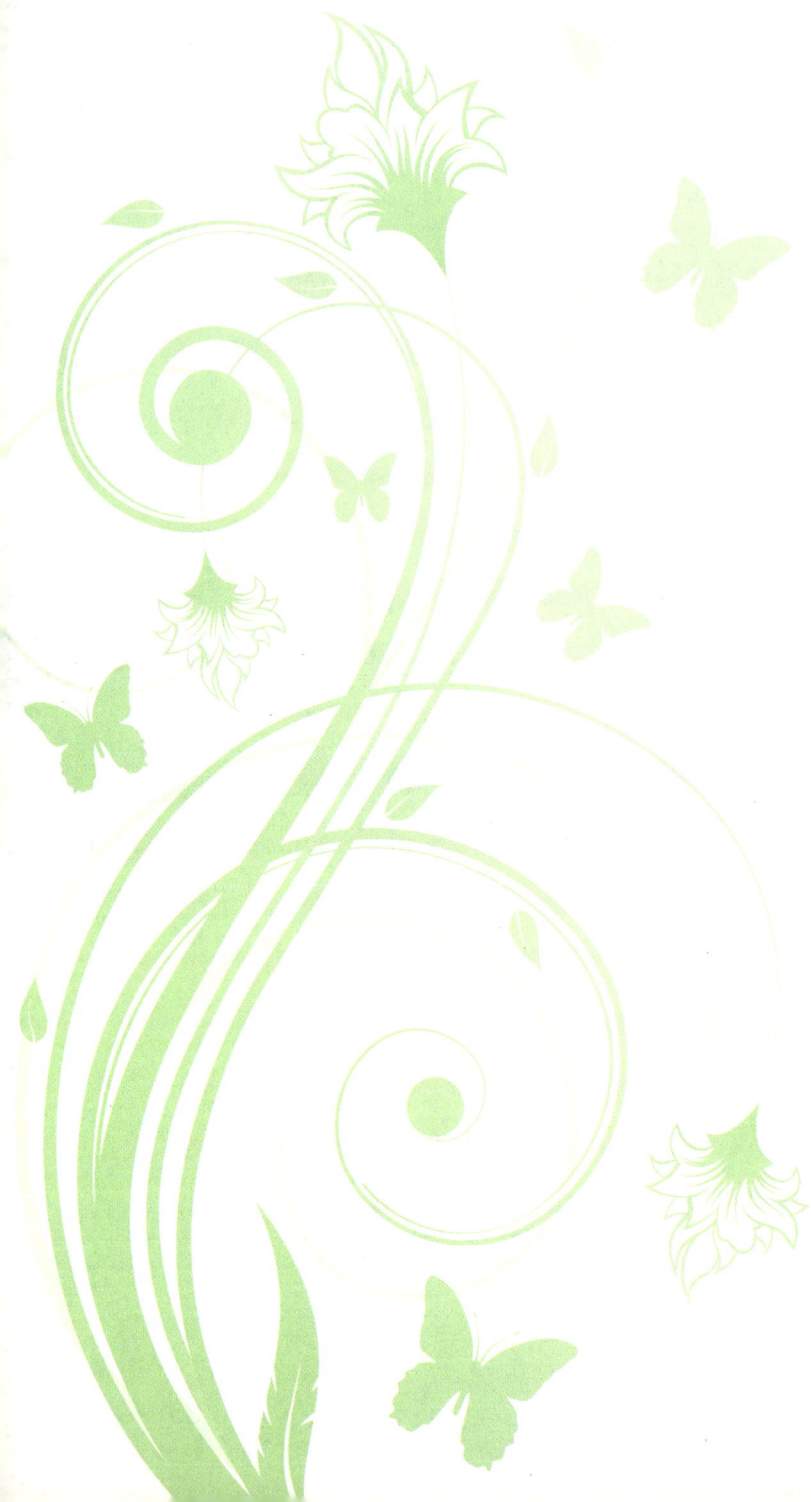

第5章

黄精现代研究与应用

一、黄精的化学成分

1. 黄精属植物的化学成分

主要有多糖、木脂素、甾体皂苷、黄酮、生物碱、挥发油、蒽醌类、植物甾体、氨基酸和人类必需微量元素等，其中主要药效成分为甾体皂苷类和多糖类成分，且量较大。研究人员所分离到的化学成分如下。

多糖类 黄精多糖甲、黄精多糖乙、黄精多糖丙，黄精低聚糖甲、黄精低聚糖乙、黄精低聚糖丙等。

甾体皂苷类 黄精中含有西伯利亚蓼苷A～D（neosibiricosideA～D）、PO-2、PO-3、[呋喃甾烷类皂苷（黄精皂苷A，sibiricosidesA）、螺旋甾烷类皂苷（黄精皂苷B，BsibiricosdesB）、新巴拉次薯蓣皂苷元A-3-O-β-石蒜四糖苷；张洁等人从滇黄精中分离到滇黄精E、（25S）-滇黄精苷E[（25S）-kinginaoside E]、（25S）-滇黄精苷 C [（25S）-kinginaoside C]、（25S）-滇黄精苷 D [（25S）-kinginaoside D]、（25S）-滇黄精苷 F [（25S）-kinginaoside F]、（25S）-滇黄精苷 G [（25S）-kinginaoside G]、（25S）-pratioside D1、（25S）-5-烯-螺甾-12-酮、（25S）-滇黄精苷 A [（25S）-kinginaoside A]、滇黄精苷 C、D（kinginaoside C、D）、西伯利亚蓼苷 A～D（neosibiricosideA～D）；卷叶黄精中含有非洲龙血树皂苷和薯蓣皂苷、薯蓣皂苷、元薯蓣皂苷元、毛地黄糖苷、

菝葜皂苷元、滇黄精苷]，5–羟甲糠醛、β–谷甾醇、β–谷甾醇–3–O–β–D–吡喃

葡萄糖苷、黄精神经鞘苷、D–吡喃葡萄糖苷胡萝卜苷、琥珀酸、果糖、葡萄

糖和高级脂肪酸混合物，3–乙氧甲基–5，6，7，8–四氢–8–吲哚里嗪酮，多花

黄精中含有牡荆素木糖苷（vitexin xyloside）和5，4' –二羟基黄酮的糖苷;其根

茎中含有吖啶– 2 –羧酸（azetidine – 2 – carboxylic acid）、毛地黄精苷（digitalis

glycoside）以及多种蒽醌类化合物，黄酮及黄酮苷类化合物为草甘素、牡荆素

木糖苷，目前共从黄精、滇黄精和多花黄精中分离得到 75 种甾体皂苷类化合

物，其中黄精有 34 个化合物，滇黄精有32个化合物，多花黄精有9 个化合物。

黄酮类 主要含有草甘素（liquiritigenin）、牡荆素木糖苷 I

（vitexinxyloside I）、牡荆素木糖苷 II（vitexinxyloside II）、异甘草酸

（isoliquiritigenin）、牡荆素、大波斯菊苷、皂草黄苷、异黄酮类鸢尾苷、7，2'-

二羟基–3'，4'-二甲氧基异黄烷（isomucronulatol）、麦冬黄烷酮B、鸢尾苷、山

奈酚、杨梅素、（6R，9R）-长寿花糖苷、鹅掌楸苷等。

挥发油类 黄精属植物挥发油种类繁多，其中**多花黄精挥发油**类有正癸

烷（deane）、乳酸正丁酯（butyl lactate）、正十二烷（dodecane）、β–榄香烯

（β–elemem）、β–石竹烯（β–caryophyllene）、β–芹子烯（β–selinene）、α–芹子

烯（α–selinene）、2,6-二叔丁基对甲基苯酚（butylhydroxytoluene）、环氧丁香烯

（caryophyllene oxide）、邻苯二甲酸二丁酯（dibutyl phthalate）、2,4b–二甲基–8–

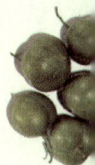

黄精生产加工适宜技术

甲叉-2-乙烯基-1,2,3,4,4*a*,4*b*,5,6,7,8,8*a*,9-十二氢化菲、7,15-二烯-3-酮-海松酸（pimara-7,15-dien-3-one）、正二十七烷（heptacosane）、3-（2-［5-（羟甲基）-5,8*a*-二甲基2-二甲叉-1-萘戊基］乙基-3-丁烯-1-醇、1-三十七烷醇（1-heptatriacotanol）、邻苯二甲酸二异辛酯（diisooctyl phthalate）；**长梗黄精中挥发油成分**为1,2-二戊基环丙烯（1,2-dipentylcyclopropene）、十四烷（tetradecane）、［*S*-（*Z*,*E*）］-1,5-二甲基-8-（1-甲基乙烯基）-1,5-环癸二烯、环氧石竹烯（caryophyllene）、十九烷（nonadecane）、十五烷（pentadecane）、正,反-橙花叔醇（*cis*,*trans*-nerolidol）、戊二酸二丁酯（pentanedioic acid,dibutyl ester）、十六烷（hexadecane）、氧化石竹烯（caryophyllene oxide）、己二酸二异丁酯［hexanedioic acid,bis（2-methylpropyl）ester］、十九烷（nonadecane）、十八烷（octadecane）、邻苯二甲酸二丁酯（dibutyl phthalate）、二十烷（eicosane）、二十七烷（heptacosane）、1,2-邻苯二基酸二异辛酯（1,2-benzenedicarboxylic acid,diisooctyl ester）、1,2-邻苯二甲酸二异辛酯（1,2-Benzenedicarboxylic acid,diisooctyl ester）；**黄精中挥发油成分**为丙酸环己甲酯、反-（1,1-二甲基乙基）-4,反-甲氧基环己醇、3,3-二甲基辛烷、1,2,3-三甲基苯、*β*-乙烯基苯乙醇、1,3-二乙基苯、1-甲基-3-丙基-苯、1,4-二乙基苯、*α*-甲基-苯乙醛、1-乙基-2,3-二甲基苯、1-甲基-3-（1-甲基乙基）苯、4-乙基-1,2-二甲基苯、2,2,6-三甲基辛烷、1-乙基-2,4-二甲基苯、2-烯丙基苯酚、1-乙基-3,5-二甲基苯、

1-（1，1二甲基乙氧基）-2，2-二甲基丙烷、1-甲基-2-（2-丙烯基）苯、2-乙基-1，4-二甲基苯、蓝烃、1，3-二乙基-5-甲基苯、对丙烯基茴香醚、二环［4，4，1］十一碳-1，3，5，7，9-五烯、苯并环庚三烯、棕榈酸、十八碳二烯酸甲酯等；玉竹根茎中含有的挥发油为α-棕榈酸甘油酯、（24R/S）-9,19-环阿尔廷-25-烯--3β，24-二醇、二十八碳酸、棕榈酸甲酯和（Z）-6-十九碳烯酸等。

木脂素类 为丁香脂素、（+）-丁香脂素-O-β-D-吡喃葡萄糖苷、紫丁香树脂苷（liriodendrin）、松脂素-O-β-D-吡喃葡萄糖基（1→6）-β-D-吡喃葡萄糖苷等。

生物碱 为黄精素A、黄精素B、3-乙氧基-5，6，7，8-四氢-8-吲哚里嗪酮、腺苷和kinganone等

氨基酸类 有赖氨酸、苏氨酸、异亮氨酸、丝氨酸、亮氨酸、谷氨酸、酪氨酸、脯氨酸、甘氨酸、丙氨酸等11种氨基酸，多花黄精还含有天门冬氨酸、高丝氨酸（homoserine）、二氨基丁酸，此外黄精属还含有Fe、Zn、Sr、Ba、Ge、Mn、Bi、Ca、Na等微量元素。

其他，黄精属植物中还含有吡喃酮、短链脂肪酸、酚酸、萜苷、甾醇、蛋白、5-羟甲基糠醛、琥珀酸、黄精凝集素Ⅱ、β-谷甾醇硬脂酸酯、甲基-α-D-呋喃果糖苷、正丁基-β-D-吡喃果糖苷、正丁基-β-D-呋喃果糖苷和正丁基-α-D-呋喃果糖苷等化合物。

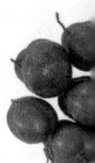

2. 滇黄精的主要化学成分

滇黄精的主要化学成分有黄精多糖甲、黄精多糖乙、黄精多糖丙、滇黄精苷A、滇黄精苷B、滇黄精苷C、滇黄精苷D、滇黄精苷E、滇黄精苷F、滇黄精苷J、滇黄精苷K、(25S)-滇黄精苷、(25S)-滇黄精苷D、(25S)-滇黄精 E、(25S)-滇黄精苷 F、(25R)-滇黄精苷 G、重楼皂苷C_1、沿阶草皂苷C、薯蓣皂甙纤细、薯蓣皂甙、Tb皂苷、Pa皂苷、重楼皂苷Pb、胡萝卜甾醇、甘草素、异甘草素、4c,7-二羟基-3c-甲氧基异黄酮、(6aR, 11aR)-10-羟基-3,9-二甲氧基紫檀烷、4-羟甲基糖醛、水杨酸、正丁基-β-D-吡喃果糖苷、正丁基-β-D-呋喃果糖苷、正丁基-α-D-呋喃果糖苷、3-丁氧甲基-5,6,7,8-四氢-8-吲哚哩嗪酮、2',7'-二羟基-3',4'-二甲氧基异黄烷、异甘草素、新异甘草苷、(6aR, 11aR)-10-羟基-3,9-二甲氧基紫檀烷、2',7-二羟基-3',4'-二甲氧基异黄烷苷、新甘草苷、正丁基-β-D-呋喃果糖苷、棕榈酸-3β-谷甾醇酯、β-谷甾醇、胡萝卜苷、氨基酸、人体必需微量元素等。黄精药材的主要化学成分见表5-1。

表5-1　黄精的化学成分

编号	化合物种类	化合物名称	物种
1	(25S)-spirost-5-en-12-one-3-O-β-D-glucopyranosyl-(1→2)-β-D-glucopyranosyl-(1→3)-β-D-glucopyranosyl-(1→4)-β-D-galactopyranoside	甾体皂苷类化合物	*P. cyrtonema*

续表

编号	化合物种类	化合物名称	物种
2	neoprazerigenin A 3–*O*–*β*– lycotetraoside	甾体皂苷类化合物	*P. sibiricum*
3	neosibiricoside A	甾体皂苷类化合物	*P. sibiricum*
4	neosibiricoside B	甾体皂苷类化合物	*P. sibiricum*
5	neosibiricoside C	甾体皂苷类化合物	*P. sibiricum*
6	neosibiricoside D	甾体皂苷类化合物	*P. sibiricum*
7	（25*S*）–pratioside D1	甾体皂苷类化合物	*P. kingianum*
8	（25*S*）–kingianoside A	甾体皂苷类化合物	*P. kingianum*
9	kingianoside H	甾体皂苷类化合物	*P. kingianum*
10	kingianoside I	甾体皂苷类化合物	*P. kingianum*
11	kingianoside K	甾体皂苷类化合物	*P. kingianum*
12	sibiricogenin 3–*O*–*β*–lycotetraoside	甾体皂苷类化合物	*P. sibiricum*
13	huangjingenin	甾体皂苷类化合物	*P. sibiricum*
14	huangjinoside C	甾体皂苷类化合物	*P. sibiricum*
15	huangjinoside D	甾体皂苷类化合物	*P. sibiricum*
16	huangjinoside E	甾体皂苷类化合物	*P. sibiricum*
17	huangjinoside F	甾体皂苷类化合物	*P. sibiricum*
18	huangjinoside G	甾体皂苷类化合物	*P. sibiricum*
19	huangjinoside H	甾体皂苷类化合物	*P. sibiricum*
20	huangjinoside I	甾体皂苷类化合物	*P. sibiricum*
21	huangjinoside J	甾体皂苷类化合物	*P. sibiricum*
22	huangjinoside K	甾体皂苷类化合物	*P. sibiricum*
23	huangjinoside L	甾体皂苷类化合物	*P. sibiricum*
24	huangjinoside M	甾体皂苷类化合物	*P. sibiricum*

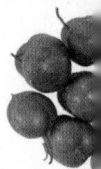

续表

编号	化合物种类	化合物名称	物种
25	huangjinoside N	甾体皂苷类化合物	*P. sibiricum*
26	huangjinoside O	甾体皂苷类化合物	*P. sibiricum*
27	spirost–5–en–3β，14α–diol–3–O–β–D–glucopyranosyl–（1→2）–［β–D–xylopyranosyl–（1→3）］–β–D–glucopyranosyl–（1→4）–β–D–galactopyranoside	甾体皂苷类化合物	*P. sibiricum*
28	spirost–5–en–3β–ol–3–O–β–D–glucopyranosyl–（1→2）–［β–D–xylopyranosyl–（1→3）］–β–D–glucopyranosyl–（1→4）–β–D. Galactopyranoside（PO–2）	甾体皂苷类化合物	*P. sibiricum*
29	3–O–β–D–glucopyranosyl（1→4）–［α–L–rhamnopyranosyl（1→2）］–β–D–glucopyranosyl–diosgenin（PO–3）	甾体皂苷类化合物	*P. sibiricum*
30	3–O–α–L–rhamnopyranosyl（1→4）–［α–L–rhamnopyranosyl（1→2）］–β–D–glucopyranosyl–diosgenin	甾体皂苷类化合物	*P. sibiricum*
31	3–O–β–D–glucopyranosyl（1→3）–β–D–glucopyranosyl（1→4）–［α–L–rhamnopyranosyl（1→2）］–β–D–glucopyranosyl–diosgenin	甾体皂苷类化合物	*P. sibiricum*
32	（25R）–spirost–5–en–12–one–3–O–β–D–glucopyranosyl–（1→2）–β–D–glucopyranosyl–（1→3）–β–D–glucopyranosyl–（1→4）–β–D. galactopyranoside	甾体皂苷类化合物	*P. cyrtonema*
33	spirost–5–en–12–one–3–O–β–D–glucopyranosyl–（1→2）–［β–D. xylopyranosyl–（1→3）］–β–D–glucopyranosyl–（1→4）–β–D. galactopyranoside	甾体皂苷类化合物	*P. cyrtonema*

续表

编号	化合物种类	化合物名称	物种
34	3–β–hydroxyspirost–5–en–12–one	甾体皂苷类化合物	*P. cyrtonema*
35	kingianoside A	甾体皂苷类化合物	*P. kingianum*
36	kingianoside B	甾体皂苷类化合物	*P. kingianum*
37	funkioside C	甾体皂苷类化合物	*P. kingianum*
38	（25R）–kingianoside G	甾体皂苷类化合物	*P. kingianum*
39	pratioside D1	甾体皂苷类化合物	*P. kingianum*
40	（25R）–spirost–5–en–3β，17α–diol–3–O–α–L–rhamnopyranosyl–（1→4）–α–L–rhamnopyranosyl–（1→4）–［α–L–rhamnopyranosyl–（1→2）］–β–D–glucopyranoside	甾体皂苷类化合物	*P. kingianum*
41	（25R）–spirost–5–en–3β，17α–diol–3–O–β–D–glucopyranosyl–（1→3）–［α–L–rhamnopyranosyl–（1→2）］–β–D–glucopyranoside	甾体皂苷类化合物	*P. kingianum*
42	polygonatoside C1	甾体皂苷类化合物	*P. klnglunum*
43	ophiopogonin C'	甾体皂苷类化合物	*P. kingianum*
44	gracillin	甾体皂苷类化合物	*P. kingianum*
45	dioscin	甾体皂苷类化合物	*P. kingianum*
46	saponin Tb	甾体皂苷类化合物	*P. kingianum*
47	saponin Pa	甾体皂苷类化合物	*P. kingianum*
48	parissaponin Pb	甾体皂苷类化合物	*P. kingianum*
49	huangjinoside A	甾体皂苷类化合物	*P. sibiricum*
50	huangjinoside B	甾体皂苷类化合物	*P. sibiricum*
51	sibiricoside A	甾体皂苷类化合物	*P. sibiricum*
52	sibiricoside B	甾体皂苷类化合物	*P. sibiricum*

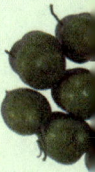

编号	化合物种类	化合物名称	物种
53	（25*S*）–kingianoside C	甾体皂苷类化合物	*P. kingianum*
54	（25*S*）–kingianoside D	甾体皂苷类化合物	*P. kingianum*
55	（25*S*）–kingianoside E	甾体皂苷类化合物	*P. kingianum*
56	22–hydroxylwattinoside C	甾体皂苷类化合物	*P. kingianum*
57	（25*S*）–kingianoside F	甾体皂苷类化合物	*P. kingianum*
58	kingianoside C	甾体皂苷类化合物	*P. kingianum*
59	kingianoside D	甾体皂苷类化合物	*P. kingianum*
60	kingianoside E	甾体皂苷类化合物	*P. kingianum*
61	（25*R*，22）–hydroxylwattinoside C	甾体皂苷类化合物	*P. kingianum*
62	kingianoside F	甾体皂苷类化合物	*P. kingianum*
63	huangjinoside P	甾体皂苷类化合物	*P. sibiricum*
64	huangjinoside Q	甾体皂苷类化合物	*P. sibiricum*
65	huangjinoside R	甾体皂苷类化合物	*P. sibiricum*
66	polygonoide A	甾体皂苷类化合物	*P. sibiricum*
67	polygonoide B	甾体皂苷类化合物	*P. sibiricum*
68	积雪草苷	三萜皂苷类	*P. kingianum* *P. sibiricum*
69	羟基积雪草苷	三萜皂苷类	*P. kingianum* *P. sibiricum*
70	齐墩果烷型五环三萜皂苷 3*β*–羟基–（3→1）葡萄糖–（4→1）葡萄糖–齐墩果烷	三萜皂苷类	*P. kingianum* *P. sibiricum*
71	3*β*–羟基–（3→1）葡萄糖–（2→1）葡萄糖–齐墩果酸	三萜皂苷类	*P. kingianum* *P. sibiricum*

续表

编号	化合物种类	化合物名称	物种
72	3β-羟基-（3→1）葡萄糖-（4→1）葡萄糖-（28→1）阿拉伯糖-（2→1）阿拉伯糖-齐墩果酸	三萜皂苷类	*P. kingianum* *P. sibiricum*
73	3β，30β-二羟基-（3→1）葡萄糖-（2→1）葡萄糖-齐墩果烷	三萜皂苷类	*P. kingianum* *P. sibiricum*
74	polygonoide C	三萜皂苷类	*P. kingianum* *P. sibiricum*
75	polygonoide D	三萜皂苷类	*P. kingianum* *P. sibiricum*
76	polygonoideE	三萜皂苷类	*P. kingianum* *P. sibiricum*
77	伪人参皂苷F_{11}	三萜皂苷类	*P. kingianum* *P. sibiricum*
78	人参皂苷Rc	三萜皂苷类	*P. kingianum* *P. sibiricum*
79	人参皂苷 Rb_1	三萜皂苷类	*P. kingianum* *P. sibiricum*
80	4'，5，7-三羟基-6，8-二甲基高异黄酮	黄酮类	*P. sibiricum*
81	disporopsin	黄酮类	*P. cyrtonema* *P. kingianum* *P. sibiricum*
82	（3R）-5，7-dihydroxy-8-methyl-3-（2'-hydroxy-4'-methoxybenzyl）-chroman-4-one	黄酮类	*P. kingianum*
83	新甘草苷	黄酮类	*P. kingianum*
84	甘草素	黄酮类	*P. kingianum*
85	异甘草素	黄酮类	*P. kingianum*
86	新异甘草苷	黄酮类	*P. kingianum*

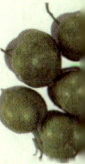

编号	化合物种类	化合物名称	物种
87	4',7-二羟基-3'-甲氧基异黄酮	黄酮类	*P. kingianum*
88	2',7-二羟基-3',4'-二甲氧基异黄烷	黄酮类	*P. kingianum*
89	2',7-二羟基-3',4'-二甲氧基异黄烷苷	黄酮类	*P. kingianum*
90	（6*aR*，11*aR*）-10-羟基-3,9-二甲氧基紫檀烷	黄酮类	*P. kingianum*
91	牡荆素木糖苷	黄酮类	*P. cyrtonema*
92	5,4'- 二羟基黄酮的糖苷	黄酮类	*P. cyrtonema*
93	毛地黄精苷	黄酮类	*P. cyrtonema*
94	polygonatine A	生物碱类	*P. kingianum* *P. sibiricum*
95	polygonatine B	生物碱类	*P. sibiricum*
96	kinganone	生物碱类	*P. kingianum*
97	*N-Ntrans-p*-coumaroyloctopamine	生物碱类	*P. kingianum*
98	腺苷	生物碱类	*P. sibiricum*
99	黄精神经鞘苷A	生物碱类	*P. sibiricum*
99	黄精神经鞘苷B	生物碱类	*P. sibiricum*
100	黄精神经鞘苷C	生物碱类	*P. sibiricum*
101	右旋丁香脂素	木脂素类	*P. sibiricum*
102	右旋丁香脂素-O-β-D-吡喃葡萄糖苷糖基（6→1）-β-D-吡喃葡萄糖苷	木脂素类	*P. sibiricum*
103	鹅掌楸碱（liriodendrin）	木脂素类	*P. sibiricum*
104	右旋松脂醇-O-β-D-吡喃葡萄	木脂素类	

编号	化合物种类	化合物名称	物种
105	（22*S*）–cholest–5–ene–1，3，16，22–tetrol–1–*O*–α–L–rhamnopyranosyl–16–*O*–β–*D*–glucopyranoside	甾醇类	*P. sibiricum*
106	胡萝卜苷	甾醇类	*P. kingianum*
107	β–谷甾醇	甾醇类	*P. kingianum*
108	棕榈酸–3–β–谷甾醇	甾醇类	*P. kingianum*
109	正丁基–β–D–吡喃果糖苷	果糖类	*P. sibiricum* *P. kingianum*
110	正丁基–β–D–呋喃果糖苷	果糖类	*P. kingianum*
111	正丁基–α–D–呋喃果糖苷	果糖类	*P. kingianum*
112	4–羟甲基糠醛	果糖类	*P. kingianum*
113	水杨酸	果糖类	*P. kingianum*
114	PSW–1a	多糖类	*P. sibiricum*
115	PSW–1b–2	多糖类	*P. sibiricum*
116	黄精低聚糖甲	多糖类	*P. sibiricum*
117	黄精低聚糖乙	多糖类	*P. sibiricum*
118	黄精低聚糖丙	多糖类	*P. sibiricum*
119	PSP I	多糖类	*P. sibiricum*
120	PKP I	多糖类	*P. kingianum*
121	PKP II	多糖类	*P. kingianum*
122	PKP III	多糖类	*P. kingianum*
123	PCPs–1	多糖类	*P. cyrtonema*
124	PCPs–2	多糖类	*P. cyrtonema*
125	PCPs–3	多糖类	*P. cyrtonema*

二、药理功效

黄精是我国的传统常用中药，始载于晋代《名医别录》，列为上品，之后历代医药典籍对其都有记载，其性平、味甘，入脾、肾、肺经，具有补肾益精、滋阴润燥的功效。自20世纪80年代开始，国内外学者对黄精的化学成分进行了广泛研究，发现了多种化学成分，主要包括多糖、甾体皂苷、三萜、生物碱、木脂素、黄酮、植物甾醇及挥发油等，其中多糖和甾体皂苷类成分在黄精中含量较大，为其主要药效成分。药理活性方面，黄精在抗衰老、调节免疫力、调血脂、改善记忆力、抗肿瘤、抗菌等方面显示出潜在的药用价值。现代研究报道，黄精具有以下药理作用。

1. 调节免疫力

黄精中黄精多糖对调节免疫力具有明显效果。黄精多糖的免疫调节作用很明显，不但能增强小鼠体液免疫功能，还可增强小鼠细胞免疫的功能。

2. 调节血糖

黄精多糖可显著降低肾上腺素诱发的高血糖小鼠的血糖值，同时降低肾上腺素模型小鼠肝脏中环磷酸腺苷的含量。黄精甲醇提取物还有抑制肾上腺素诱发高血糖小鼠血糖的作用。

3．抗肿瘤作用

黄精中的薯蓣皂苷、甲基原薯蓣皂苷和黄精多糖在体外对肿瘤细胞具有抑制和抗肿瘤的作用。此外，黄精多糖对H22实体瘤、S180腹水瘤具有抑制作用，对荷瘤小鼠的调节作用。

4．改善学习记忆作用

黄精总皂苷和黄精多糖具有明显改善模型小鼠的学习记忆能力。

5．抑菌作用

黄精煎液（1∶30）对金黄色葡萄球菌、伤寒杆菌、结核杆菌、耐酸杆菌等有抑制作用。

6．抗疲劳作用

黄精溶液（12g/kg）注射小鼠腹腔，能明显提高小鼠耐缺氧能力；黄精煎剂（2.55g/kg）灌胃小鼠，能显著延长小鼠游泳时间（$P<0.05$）。

7．抗炎、抗病毒作用

通过对家兔眼结膜、角膜炎症模型给予黄精多糖眼药水考察黄精多糖的抗炎作用，结果黄精多糖眼药水能消除兔模型结膜充血、水肿、分泌物增加、角膜混浊、睫状充血等局部症状，能明显抑制小鼠耳郭肿胀、大鼠足趾肿胀，还能降低大鼠肉芽肿的质量、减少肉芽肿内渗出，提示黄精多糖具有良好的抗炎作用。

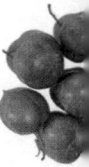

8. 调脂作用

一定剂量黄精多糖具有降低高脂血症实验动物血脂的作用和抑制动脉内膜泡沫细胞形成的作用。另外，黄精多糖明显降低Ad模型小鼠肝脏内cAMP的含量。

9. 延缓衰老作用

黄精多糖在体外能抑制自发的和诱导的脂质过氧化产物丙二醛（MDA）的生成，对氧自由基具有直接清除作用，具有显著的抗衰防老作用。

10. 抗抑郁

黄精皂苷具有抗抑郁作用，调节机体中的微量元素水平的功能。

11. 抗动脉粥样硬化

黄精多糖能下调实验性兔动脉粥样硬化血管内膜血管细胞黏附分子-1（VCAM-1）的高表达，抑制炎性细胞对内皮细胞的黏附，阻止血管内皮炎症反应的发生、发展。

12. 抗氧化

黄精多糖在剂量为0.5g/kg、1g/kg时可明显提高模型组小鼠血清 和肝脏总超氧化物歧化酶（T-SOD）和谷胱甘肽过氧化物酶（GSH-Px）活性，降低丙二醛（MDA）的量。此外，滇黄精可减轻全脑缺血-再灌注损伤，其机制与降低氧自由基水平有关。

13. 抗病原微生物作用

黄精对多种病原微生物均有拮抗作用。黄精水提液在体外对伤寒杆菌、金黄色葡萄球菌有较强的抑制作用，对多种致病真菌亦有抑制。

14. 抗骨质疏松作用

黄精多糖还具有显著的抗骨质疏松作用。

15. 其他作用

黄精富含赖氨酸、苏氨酸、异亮氨酸、丝氨酸、亮氨酸、谷氨酸、酪氨酸、脯氨酸、甘氨酸、丙氨酸等11种人体所需的氨基酸和Fe、Zn、Sr、Ba、Ge、Mn、Bi、Ca、Na等微量元素，具有预防和治疗某些疾病的功效。

三、应用

（一）传统用途

黄精入药始载于《名医别录》，列为上品，云黄精"味甘，平，无毒。主补中益气，除风湿，安五脏。久服轻身、延年、不饥"。又名重楼、菟竹、鸡格、救穷、鹿竹。"生山谷，二月采根，阴干。"《本草纲目》认为其"得坤土之精，为补养中宫之圣品"。因其味甘、性平、无毒，宜于久服，且作用较全面，单用即有抗衰老延年的作用，如古方黄精膏、黄精饼、黄精丸等是传统的延缓衰老的中药。

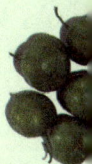

　　黄精最早炮制方法始记载于南朝的《雷公炮炙论》，为单蒸法，本书记载"凡采得，以溪水洗净后蒸，从巳至子，刀薄切，曝干用"。即黄精采收后用溪水洗干净后用蒸的方法进行炮制，蒸制时间为"巳至子"，蒸后切成薄片，暴晒干以备用。唐朝《千金翼方》中记载黄精九月采挖，选取肥大的药材，蒸熟，微晒干后又蒸，又晒干等待吃着像蜂蜜一样甜，就可以停止不用蒸晒，即为"重蒸法"。孟诜在《食疗本草》中提出了"九蒸九曝"的炮制方法。宋朝《重修政和经史证类备用本草》要求"细挫阴干捣末"，"九蒸九曝"之后应用于临床；《太平圣惠方》记载黄精采收后切细后可以生用，亦可以加酒炖黄精汁的新的炮制方法，其书曰："取生黄精三斤，洗净，于木臼中烂捣绞取汁，旋更入酒三升，于银锅中以慢火熬成煎"；《本草图经》记载水煮汁煎膏与炒黑豆末相合作及水煮取汁煎膏焙法。

　　元朝《丹溪心法》要求黄精"生捣汁"。明朝《本草蒙筌》《本草原始》《景岳全书》等都记载炮制方法为"九蒸九曝"法；《医学入门》则记录为"入药生用""单服，则先用滚水焯去苦汁，九蒸九晒"；《鲁府禁方》首次提出与黑豆共煮的炮制方法；《寿世保元》提出用"酒蒸"。清朝《本草从新》《得配本草》《玉楸药解》《修事指南》等书记载黄精炮制及使用方法基本沿用以前书籍记载的方法以"九蒸九曝"为主。

　　以上说明黄精是药食同源的药材。"九蒸九爆"制成蒸制黄精。此外，黄精还可以制成黄精酒、黄精膏等。

（二）现代临床用途

黄精具有悠久的药用历史，黄精多糖具有免疫激发和免疫促进作用，增强免疫功能，此外还具有抗衰老、降血压、降血脂、抗炎、抗菌、抗病毒、抗疲劳、提高记忆力等作用。黄精作用广泛，功效显著，目前在临床上已应用于以下方面。

1. 治疗手脚癣

以黄精为主药，配以藿香、白癣皮、苦参、蛇庆子、地肤子、枯矾、葱白、食醋等治疗手脚藓。

2. 黄精多糖对哮喘患儿红细胞免疫功能影响

王红玲等研究人员采用花环试验法对哮喘患儿及健康儿童进行红细胞 C3b 受体花环率及免疫复合物（IC）花环率检测。黄精多糖多哮喘患儿红细胞免疫功能有显著影响。严生兵等人黄精多糖对哮喘患者血清总IgE、IL-4、INF-γ 及肺功能的影响，研究结果表明黄精多糖能有效改善急性发作期哮喘患者肺功能，并能降低血清总IgE和IL-4水平，从而降低哮喘患者的气道高反应性。

3. 治疗肾虚型糖尿病患者

林兰等以黄精（酒炙）、黄芪、地黄、太子参、天花粉等为原料的降糖甲片，对治疗的38例糖尿病患者，作左心功能测定观察，结果提示：随着血糖、

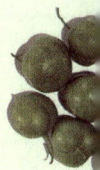

尿糖、血胆固醇、纤维蛋白原下降，血浆胰岛素升高，糖耐量改善，心功能也有所改善。此外还用滋肾蓉精丸（黄精20g，肉苁蓉15g，制首乌15g，金樱子15g，淮山15g，赤芍10g，山楂10g，五味子10g，佛手10g）治疗170例肾虚型糖尿病患者，治疗结果表明滋肾蓉精丸对降低糖尿病合并高脂血症者胆固醇和甘油三酯亦有明显效果，对合并肥胖、高血脂等症者尤为适宜。采用益气养阴活血之法，自拟糖尿康方（人参、山药、黄精、木瓜、猪等）治疗糖尿病1型41例，临床治愈21例，总有效率64.5%。提示本方法对本病有显著改善症状，降低血糖、尿糖的作用。李敬林等用降糖丸（黄精10份，红参、茯苓、白术、黄芪、葛根各5份，大黄、黄连、五味子、甘草各1份，制成水丸）15g内服，每日3次。治疗20例，疗效佳。

4. 治疗缺血性脑血管疾病

李世昌等人用黄精四草汤（由黄精、夏枯草、益母草、车前子、豨莶草、水蛭、丹参、川牛膝、人工牛黄、地龙、全蝎）治疗40例缺血性脑血管疾病患者，40例缺血性脑血管疾病患者，有显著效果的占到了75%，且均无明显不良反应。

5. 治疗肺结核

张光新等人用自制的黄精枯草膏（黄精2000g，鱼腥草1000g，夏枯草2000g）治疗53例肺结核患者，痊愈49例，好转3例，无效1列，说明黄精枯草膏对治疗肺结核有显著疗效。黄能用黄精䗪虫不出林汤（黄精15g，䗪虫10g，

不出林30g，淮山15g，内金10g，百合12g，知母12g，葎草10g，甘草6g），辅

之西药异烟肼、乙胺丁醇、利福平等治疗87例肺结核患者，疗效显著。

6. 治疗动脉硬化

黄精30g，山楂肉25 g，何首乌15g，水煎2 次服用，每日1 剂。可以治疗动

脉硬化。

7. 预防治疗神经性皮炎

黄精适量，切片，九蒸九晒，早晚嚼服，每次15 ～30g。

8. 肾虚腰痛

黄精 250 g，黑豆 60 g，煮食。

9. 冰糖黄精汤

黄精30g，冰糖 50g。黄精用冷水泡发，加冰糖，用小火煎煮1小时即成，

每日 2 次。滋阴、润心肺，适用于身体虚弱、肺虚咳嗽及肺结核或支气管扩

大、低热、咯血以及妇女低热、白带异常等病症。

10. 升高白细胞作用

金长娟等用黄精等五味中药治疗化疗病员，治疗效果为显效8例，显效率为

15.7%，有效31例，有效率60.8%.总有效率为76.5%，且白细胞提升持续时间长。

11. 治疗低血压

孙咸茂用黄精升压汤治疗原发性低血压56例效果显著。蔡友敬老中医用

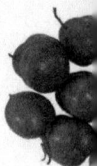

黄精30g、黄芪15g、党参18g、鸡血藤1g的配方治疗原发性低血压，具有显著疗效。

12. 治疗痛风、高尿酸血症

孙咸茂用黄精配秦艽、丹参、草薢、苍术等治疗痛风37例，治愈29例，好转8例；治疗高尿酸血症88例，显著效果84例（尿酸降至正常，下降幅度为57～630μmol/L），有效4例。表明黄精在治疗痛风、高尿酸血症有显著疗效。

13. 治疗冠心病

秦增祥等人用三黄生脉饮对冠心病心肌炎等原因引起的室性早搏治疗，发现具有较好的病因和对症双重治疗作用，尤其是对气阴两虚为主的室性期前收缩疗效最佳。

黄精还可用于治疗近视眼、中毒性耳聋等病症。

此外中医临床上，黄精还用来治疗冠心病、高脂血症、淋巴结核、白细胞减少、腹泻、便秘、失眠等多种病症。亦有报道用黄精治疗遗精、慢性胃炎、病毒性皮肤病等症。黄精药用已有悠久的历史，中医古方黄精地黄丸、二精丸等沿用至今。以黄精为主要原料制成的现代中药复方制剂如滋肾蓉精丸、消渴降糖片、消糖灵胶囊、黄精注射液、参黄冲剂和康乐寿口服液等，已广泛地应用于中医临床。

（三）食疗及保健

黄精自古至今均以抗衰老、降血压、降血脂、抗炎、抗菌、抗病毒、抗疲劳等功效予以利用，同时黄精味甘甜，无不良反应，被列为药食同源植物名单。黄精在激活机体免疫功能，延缓衰老的确切功效特别，而在保健食品方面也被大力开发利用。其主要的利用方法如下。

1．黄精粉

制备黄精干粉，有利保存、方便使用。运用不同的粉碎技术可达到不同的粒度，以满足不同的需要。黄精粉可按适当比例加入各类谷物粉料中，生产不同的黄精主食，黄精糕点、黄精儿童食品，利用挤压膨化技术可生产松脆易消化的黄精休闲食品等，应用领域十分广阔。

2．黄精饮料

黄精具有良好的饮料加工适性，其天然甜味、香气和色素参与构成饮料良好的感官品质，尤其是其丰富的多糖和黏液质可为饮料的稳定性做出贡献。黄精可与其他多种植物材料、水果、蔬菜组合，开发天然复合型保健饮品，黄精提取汁经精密过滤、低温真空浓缩、UHT 灭菌、无菌灌装可制成黄精口服液。

3．黄精保健酒

用米酒浸泡黄精，可制成黄精浸制酒;同时黄精由于其高含糖量很适用于生产发酵酒。民间利用黄精制备糖稀，加酶转化后出糖率达26%，这有利于降低

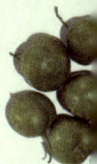

生产成本。黄精酒产品的酒度最好控制在8%以下，以突出其保健功能。

4. 黄精糖渍品和盐渍品

鲜黄精适度脱水后，本身极为柔润，粗纤维素含量低，适量加糖蜜制或加盐腌渍可得色、香、味俱全的休闲食品或佐餐食品。黄精用于食品开发既有营养和功能性成分方面的优势，又具有较好的加工适性，值得注意的是：食品生产者必须密切关注黄精化学成分及药理学方面的研究结果，以此作为合理组方、工艺选择和产品改进的依据;在添加量方面必须综合考虑中医食疗的长期经验、食用者的特点、食用的普遍性、经常性，主食或副食等再行决定。

5. 黄精膏

黄精、桑椹、枸杞子、云茯苓、淮山药、白茅根等具有补肾养肾功能的药食同源品，秘方配制而成，黄精膏适用于以下症状:腰膝酸软，五心烦热，或畏寒怕冷者；小腹不适或小便不利者；阳痿早泄、不孕不育者；面目下肢虚浮易肿者；骨骼脊柱经常不舒适者；体质虚弱者；超负荷工作的男性同胞。

6. 当归黄精膏

以黄精、当归为主要材料可能秘制成当归黄精膏，其主要功效为养阴血、益肝脾。用于肝脾阴亏，身体虚弱，饮食减少，口燥咽干，面黄肌瘦。

7. 黄精粳米粥

黄精30g，粳米100g。粳米中加入黄精煎水制成的汁液，将其煮至粥熟，加适量冰糖服食。用于阴虚肺燥、咳嗽咽干、脾胃虚弱的患者。

8. 益寿排骨汤

黄精20g，猪排骨250g。将排骨、黄精、生姜1片、葱1根、黄酒少许洗净置锅内，加清水适量。可治疗体虚，多汗。

9. 土鸡炖黄精

黄精100g，土鸡1只。将土鸡、黄精、生姜等洗净，至于锅内，加清水，食盐适量盖锅盖隔水炖熟，调味即可。用于心血管疾病、糖尿病者的保健药膳。

黄精与黄精多糖在提高机体免疫能力、抗衰老、抗病毒等方面的独特生理作用已为现代医学所证实。因此，研制具有良好免疫调节作用的免疫调节药，抗 HIV 病毒、抗肿瘤、抗衰老新药，应成为今后黄精开发研究的主要方向。此外滇黄精具有补气养阴、健脾、润肺、益肾等功能，性平、味甘，且无毒。成分中除黄精多糖外，尚含有黄精低聚糖、类固醇皂苷、黄酮苷、蒽醌类化合物，以及 11 种氨基酸和 8 种微量元素等营养成分，具有多种生物活性和保健功能，也是可开发利用的有效资源。如对黄精的各种成分进行提取、分离，加以综合利用，开发研制成增强机体免疫功能、抗衰老、降血糖、降血脂等功能性保健食品，将受到市场的广泛欢迎。

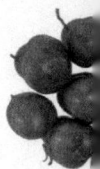

（四）保健化妆品开发

滇黄精含有多种天然美容活性成分，具有抗衰老、防辐射、抗炎、抗菌、生发乌发、固齿等美容功能，以此开发成纯天然的中草药保健化妆品:沐浴露、洗发香波、护发素、乌发宝、脚气露、面膜、药膏、搽剂等，前景广阔。

（五）观赏

滇黄精耐阴性好，叶形修长，春夏之际开红色小花，果实由绿色渐至黄色、橙色，是林下栽植的观赏佳品，也是制作盆栽的良好材料。

四、有效成分的提取

黄精的主要有效成分为黄精总皂苷和黄精多糖，黄精总皂苷的提取原理为醇提水沉法，而黄精多糖的提取原理则反过来，及水提醇沉法。

1. 浸渍法提取黄精总皂苷

将黄精切片并装入渗漉桶中，加入95%乙醇室温浸泡，每24小时收集提取液1次，减压浓缩，向渗漉桶中再加入新乙醇，循环6次。减压浓缩得到乙醇提取浸膏，将乙醇提取浸膏悬浮于水，然后依次用石油醚、乙酸乙酯、正丁醇萃取。正丁醇萃取液减压浓缩得总甾体皂苷。

2. 加热回流法提取黄精总皂苷

黄精用55～60℃的低温进行干燥，以75%乙醇作为提取剂，进行加热回流

360分钟后，用有机溶剂萃取。本法耗时长，但提取量相对稳定。对于量少时可采用 95%乙醇回流提取3次，每次2小时，减压回收乙醇得浸膏，分别用石油醚、乙酸乙酯和正丁醇萃取，回收溶剂得石油醚浸膏、乙酸乙酯浸膏和正丁醇浸膏，得总皂苷。

3. 超声波法提取黄精总皂苷

用55～60℃低温进行干燥黄精块茎，以 75%的乙醇作为提取剂，进行超声180分钟后，用有机溶剂萃取。此法提取量相对稳定，在没有发酵罐的情况下，超声波法提取效果最好，是提取黄精总皂苷的首选方法。

4. 水煎煮法提取黄精多糖

称取经乙醇抽提后的黄精碎片，放于烧杯中。首先加入8倍量的蒸馏水煎煮1小时后过滤，然后向滤渣中加入6倍量的蒸馏水，再煎煮40分钟后过滤，合并两次滤液。将滤液取出按1∶1浓缩。然后加入3倍量的乙醇进行沉淀，静置大约1小时至上清液与沉淀出现明显分层后抽滤，在抽滤过程中不断加入无水乙醇，待所得沉淀彻底干燥后取出，即得黄精多糖。

5. 微波辅助提取黄精多糖

用电子分析天平准确称取黄精样品20g，在60～70℃下烘干，粉碎，用石油醚于60～70℃回流脱脂2次，药渣挥干后置于1000ml烧杯中，加入15倍量的蒸馏水。用微波（100%功率）间歇处理（每隔5分钟停止一次，每次10分钟）40分钟

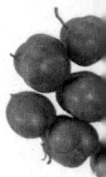

后，过滤，将滤液减压浓缩至1/4体积，用0.1%活性炭脱色后加入无水乙醇使溶液含醇量至80%，静置过夜，离心得沉淀，沉淀于60℃，即得黄精多糖。

6. 超声波–微波协同提取黄精多糖

黄精块茎用粉碎机粉碎，过40目筛，用天平称取黄精粉末5g，用50ml石油醚回流脱脂2次，然后再用95% 乙醇50ml回流提取2次，滤渣挥干后作为提取原料。将预处理后的黄精粉末按一定料液比加入水，置于超声–微波协同提取仪中，在固定超声功率50W、频率40kHz 条件下，按不同的微波功率与处理时间进行提取。提取结束后过滤提取液，用真空旋转蒸发仪将滤液浓缩到适当体积，取滤液，加3倍体积的 95% 乙醇沉淀，放置过夜，离心，所得沉淀分别用无水乙醇、丙酮、乙醚回流洗涤，即得黄精多糖。

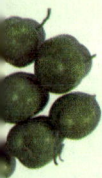

第6章

黄精种植历史及现状

　　黄精药用历史悠久，但主要以野生药材为主，这几年黄精药材的价格不断上涨，在云南、贵州、四川、浙江、江西、福建等省份开始了零星种植，种源主要来自于野生资源或野生种源驯化种子繁育的种苗。种植大户常常从野生黄精收购商或散户中收购集中种植。根据黄精药材的基源植物来分，浙江、福建、江西、四川等地以种植多花黄精和黄精为主；云南、贵州等地以种植滇黄精为主，此外还有部分多花黄精和黄精。云南省各个地区均种植有黄精，其中较集中的地区分别是：普洱、玉溪、临沧、怒江、保山、文山、红河、曲靖等地区。红河金平县金河镇大老塘村委会大老塘茶厂建立黄精品种种植示范基地，2013年10月至2014年8月，完成黄精规范化种植示范基地500亩，同时完成建设滇黄精良种繁育基地20亩，完成建设黄精种苗资源圃5亩。据网络报道，云南省在2014年与2015年种植面积出现较快增长，2016年种植面积显著回落。截至2016年，云南省种植的黄精面积大约4500亩。

第7章

黄精市场动态及应用前景

黄精为药食两用品种，是常用的中药材种类之一，是药品和保健品的重要原料。随着这些年富含黄精药材成分的保健品、药品种类的增多，黄精种的用量也有所增加，估量在4000吨左右，其中食用量占到了总量的80%。关于流通领域来说，国内各大中型药材商场黄精种转销量在3000吨左右，而出口量在700～900吨。此外小型粗加工公司及个体户零售，消耗量在1000吨左右，粗略估量黄精种现在商场需求量约在9000～10 000吨，其市场需求量在逐年增加，其原因主要是黄精不仅有国内消费市场，还有相当一部分黄精还出口韩国、日本等国。

黄精在药用价值方面的应用较为广泛，中药界称之为中药黄金，从总体趋势来看，黄精的价格随资源减少逐年递增，虽然中间也有小幅的跌宕起伏变化，但行情一路走来基本较为顺畅。2000年以前，黄精的价格基本变化不大。1993年以前基本上都在3～4元波动，从1994年初开始上涨一直到年底的6.5元左右，1995年达到12～13元的高价，随着高价刺激，货源增多，1995年底又跌回7元左右。1996～2000年这6年间基本上都在7元左右上下波动，幅度不是很大。到2003年4月又涨到12元左右，随着后来货源的增多价格有所回落，至2005年5月再次上涨到16元左右，其后价格再回落到11～13元之间，由于市场供求关系的变化，到2008年价格开始回落，货源减少，2009年价格稳定在17～18元，2010年以后，随着货源减少，购销顺畅，黄精的价格呈稳步上升的趋势，2012～2013 年一直保持在30元左右，2014年价格达到40元，2015～2017年价格稳定在55元左右，零售价达到80元（昆明市菊花园中药材市场），黄精药材价格变化见图7-1。

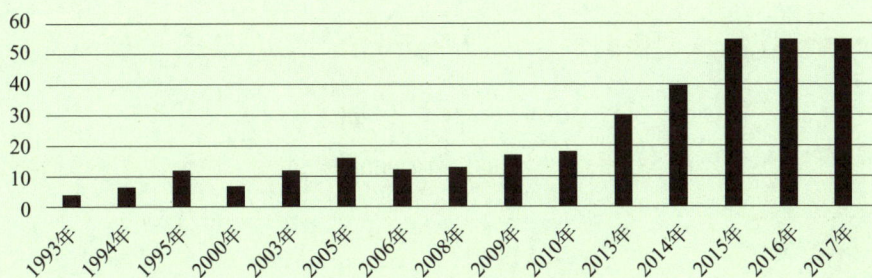

图7-1　1993年～2017年黄精价格变化

黄精用于多种中成药和保健品，如黄精巴戟胶囊、益元黄精糖浆、黄精丸、黄精当归片、黄精葛根胶囊、人参黄精口服液、紫黄精口服液、蚁黄精胶囊、猴菇黄精胶囊、黄精养阴糖浆、脑磷脂黄精片、酒黄精、淫羊藿黄精胶囊、玛咖马鹿茸西洋参黄精淫羊藿胶囊、锌黄精口服液、参茸黄精胶囊、黄精养阴糖浆、紫黄精片、黄精茶色素胶囊、乌药黄精颗粒、十一味黄精颗粒、黄精赞育胶囊、黄精牡蛎片、玛卡黄精糖果精片等。此外黄精还用于多种化妆品等。随着黄精药食两用的研发，市场拓展与产品的开发应用，其产品有又增加的趋势，黄精的需求量也将越来越大。

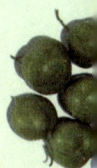

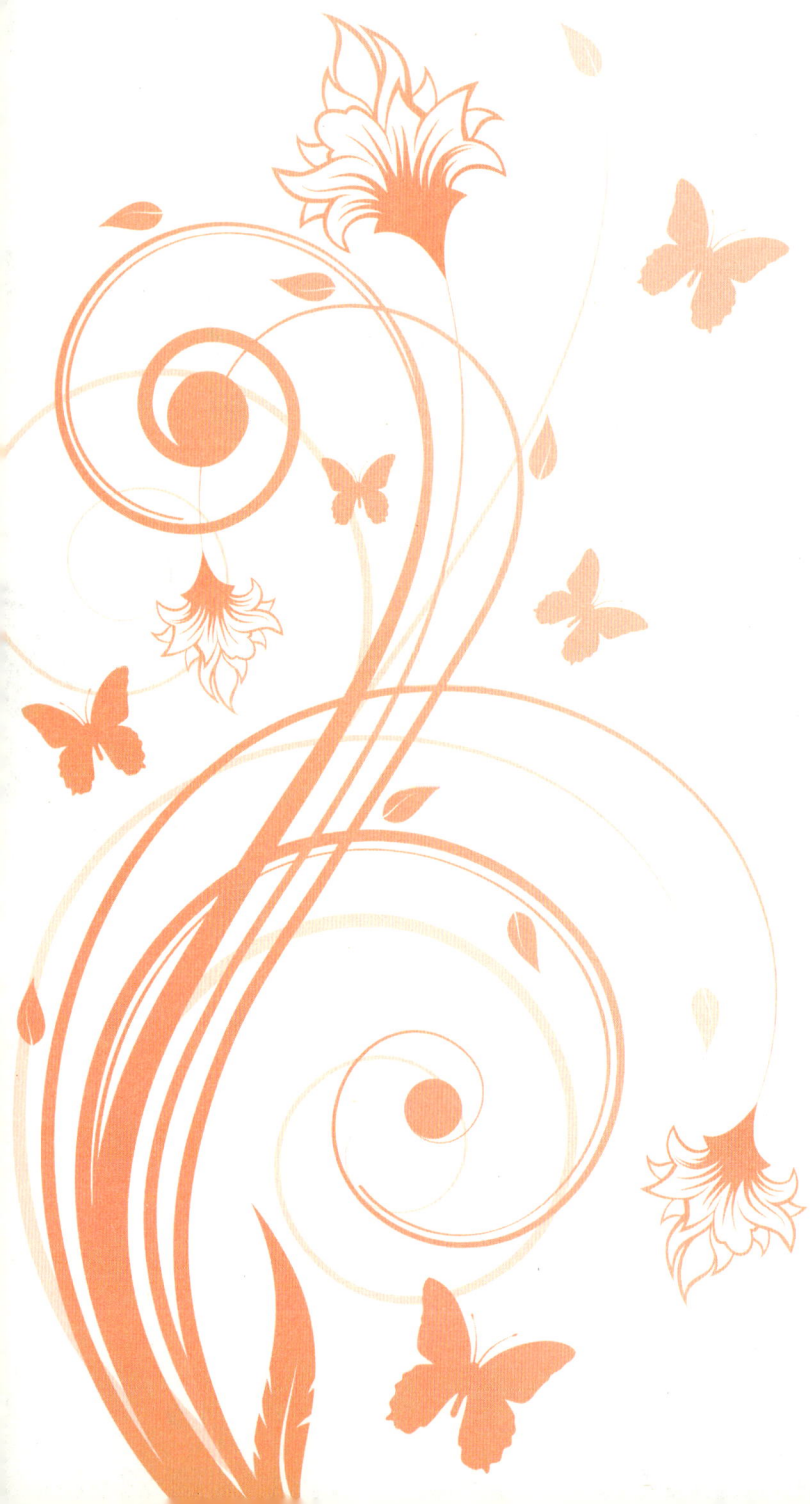

参考文献

[1] 杨瑞娟，王桥美，庄立，等．滇黄精研究进展 [J]．农村实用技术，2017，(06)：50-52．

[2] 王慧，袁德培，曾楚华，等．黄精的药理作用及临床应用研究进展 [J]．湖北民族学院学报：
  医学版，2017，34（02）：58-60+64．

[3] 柳威，林懋怡，刘晋杰，等．滇黄精研究进展及黄精研究现状 [J/OL]．中国实验方剂学杂
  志，2017，23（14）：226-234．

[4] 年金玉，年贵发，王婷，等．滇黄精的资源分布及仿野生栽培研究 [J]．农村实用技术，
  2017，(01)：22-24．

[5] 任仙樱．中药材黄精产业化经营发展的研究 [D]．安徽农业大学，2016．

[6] 刘跃钧，张媛，蒋燕锋，等．黄精种质资源遗传多样性研究 [J]．浙江农林大学学报，2016，
  33（06）：1085-1091．

[7] 徐惠龙，林青青．黄精的本草整理研究 [J]．山东中医杂志，2016，35（11）：992-995．

[8] 韦新宇．黄精益阴汤治疗原发性高血压疗效观察 [J]．实用中医药杂志，2016，32（09）：
  862．

[9] 鲍康阜．黄精白绢病的发生与综合防治 [J]．现代农业科技，2016，(16)：114+117．

[10] 杨顺龙，周英，赵致，等．黄精产地加工工艺研究 [J]．山地农业生物学报，2016，35（03）：
  49-52．

[11] 罗敏，章文伟，邓才富，等．药用植物多花黄精研究进展 [J]．时珍国医国药，
  2016，27（06）：1467-1469．

[12] 王丹．玉竹与黄精繁殖生物学研究 [D]．沈阳农业大学，2016．

[13] 管欣．黄精属两种植物解剖结构研究 [D]．吉林农业大学，2016．

[14] 李吟平．黄精种子贮藏生理研究 [D]．西北农林科技大学，2016．

[15] 杨发建．黄精属6种药用植物生药学的初步研究 [D]．云南中医学院，2016．

[16] 周新华，朱宜春，桂尚上，等．多花黄精组培生根技术研究 [J]．经济林研究，2015，33
  （04）：102-105．

[17] 徐兵兵，于勇杰，吴帆，等．黄精多糖研究综述 [J]．中国野生植物资源，2015，34（04）：
  38-41+46．

[18] 陈婷婷，王国贤，付婷婷，等．黄精多糖对Ⅰ型糖尿病大鼠心肌炎症的保护作用 [J]．中药
  药理与临床，2015，31（04）：86-90．

[19] 陈辉，冯珊珊，孙彦君，等．3种药用黄精的化学成分及药理活性研究进展 [J]．中草药，

2015，46（15）：2329-2338.

［20］刘玲. 黄精质量标准和炮制工艺的研究［D］. 贵阳医学院，2015.

［21］王婷，苗明三. 黄精的化学、药理及临床应用特点分析［J］. 中医学报，2015，30（05）：714-715+718.

［22］杨琳. 黄精的产地初加工工艺研究［D］. 西北农林科技大学，2015.

［23］闫鸿丽，陆建美，王艳芳，等. 黄精调节糖代谢的活性及作用机理研究进展［J］. 中国现代中药，2015，17（01）：82-85.

［24］周新华，曾满生，肖智勇，等. 多花黄精嫩茎与根茎芽离体培养技术［J］. 经济林研究，2014，32（04）：68-72.

［25］刘洋洋，安莹莹，秦文娟，等. 黄精多糖药理作用研究进展［J］. 泰山医学院学报，2014，35（09）：967-970.

［26］姚荣林. 黄精的化学成分及药理研究［J］. 医疗装备，2014，27（09）：20-21.

［27］崔波，高华荣. 黄精多糖药理作用研究进展［J］. 山东医药，2014，54（34）：101-102.

［28］郑燕飞. 黄精赞育胶囊化学成分及改善少弱精子症的作用机制研究［D］. 北京中医药大学，2014.

［29］刘佩. 黄精幼苗生长特性及成分积累研究［D］. 西北农林科技大学，2014.

［30］侯慧. 黄精的化学成分及药理作用研究探讨［J］. 黑龙江科技信息，2014，（07）：78.

［31］徐凌，胡月琴. 黄精研究状况概述［J］. 齐齐哈尔医学院学报，2014，35（03）：414-416.

［32］万学锋，陈菁瑛. 多花黄精组培快繁技术初探［J］. 中国现代中药，2013，15（10）：850-852.

［33］程铭恩，王德群. 黄精属5种药用植物根状茎的结构及其组织化学定位［J］. 中国中药杂志，2013，38（13）：2068-2072.

［34］曾林燕，宋志前，魏征，等. 黄精炮制过程中新产生成分分离及含量变化［J/OL］. 中草药，2013，44（12）：1584-1588.

［35］唐梅. 黄精饮片小包装贮藏技术研究［D］. 成都中医药大学，2013.

［36］徐吉密. 黄精益阴汤治疗92例老年高血压病的临床观察［J］. 海峡药学，2012，24（11）：169-170.

［37］沈建利，刘利萍，钱建鸿. 黄精多糖对免疫抑制小鼠的免疫功能的影响［J］. 药物评价研究，2012，35（05）：328-331.

［38］董治程，谢昭明，黄丹，等. 黄精资源、化学成分及药理作用研究概况［J］. 中南药学，2012，10（06）：450-453.

［39］陈瑞生，陈相银，张露露. 黄精的加工方法［J］. 首都医药，2012，19（09）：46.

［40］董治程. 不同产地黄精的资源现状调查与质量分析［D］. 湖南中医药大学，2012.

［41］张欣. 黄精主要害虫二斑叶螨的生长发育与生物农药残留研究［D］. 西北农林科技大学，
2012.

［42］王聪. 多花黄精多糖提取分离、分子量测定及其粗多糖的初步药效研究［D］. 成都中医药大
学，2012.

［43］石娟，赵煜，雷杨，等. 黄精粗多糖抗疲劳抗氧化作用的研究［J］. 时珍国医国药，2011，
22（06）：1409-1410.

［44］常富业. 黄精抗衰、养生与美容作用诠析［J］. 中华中医药学刊，2011，29（03）：593-594.

［45］石娟，邓兴安，周玲，等. 黄精粗多糖对正常小鼠免疫功能的影响［J］. 中国现代应用药
学，2011，28（01）：18-21.

［46］公国睿，倪秀军，李学辉，等. 黄精益阴汤治疗老年高血压病的临床观察［J］. 河北中医，
2010，32（11）：1625-1627.

［47］张跃进，张玉翠，李勇刚，等. 药用植物黄精种子休眠特性研究［J］. 植物研究，2010，30
（06）：753-757.

［48］江华. 黄精多糖的抗肿瘤活性研究［J］. 南京中医药大学学报，2010，26（06）：479-480.

［49］陆丽华，张欣，梁宗锁，等. 黄精生殖生物学特性研究［J］. 安徽农业科学，2010，38（25）：
13687-13688.

［50］陈晔，孙晓生. 黄精的药理研究进展［J］. 中药新药与临床药理，2010，21（03）：328-330.

［51］尤新军，郭蕊，王琳，等. 黄精总皂苷超声提取工艺研究［J］. 西北林学院学报，2010，25
（03）：163-166.

［52］陆丽华. 黄精生殖生物学特性及其主要害虫二斑叶螨生长发育的研究［D］. 西北农林科技大
学，2010.

［53］滕雪梅. 黄精的栽培与加工［J］. 吉林农业，2010，（01）：64.

［54］陈兴荣，王成军，杨永寿. 滇黄精抗衰老保健食品的研究与开发［J］. 中国民族民间医药，
2009，18（21）：1+3.

［55］邵红燕，赵致，庞玉新，等. 贵州产黄精适宜采收期研究［J］. 安徽农业科学，2009，37
（28）：3591-3592.

［56］尹宏，韩娇，袁新普，等. 黄精无性系建立的研究［J］. 西南农业学报，2009，22（04）：
1065-1068.

［57］姜学连，孙云廷，魏铭，等. 加味黄精汤治疗慢性乙型肝炎的临床研究［J］. 中华中医药学
刊，2009，27（08）：1611-1612.

［58］吴晓岚，王玉勤，车光昇，等. 黄精和玉竹抗疲劳作用的实验研究［J］. 中国冶金工业医学
杂志，2009，26（03）：271-272.

［59］刘诗琼，秦晓群，李世胜. 黄精多糖对小鼠抗疲劳作用的实验研究［J］. 中国当代医药，

2009, 16（10）: 31-32+35.

［60］李勇刚. 黄精生物学特性及种子休眠特性的研究［D］. 西北农林科技大学, 2009.

［61］孙哲. 三种黄精资源调查及卷叶黄精质量评价［D］. 北京中医药大学, 2009.

［62］黄精降浊消脂汤治疗高脂血症［J］. 中国中医药现代远程教育, 2009, 7（04）: 160.

［63］何新荣, 刘萍. 黄精药理研究进展［J］. 中国药业, 2009, 18（02）: 63-64.

［64］王建新. 黄精降糖降脂作用的实验研究［J］. 中国中医药现代远程教育, 2009, 7（01）:
   93-94.

［65］曾晔, 赖海标, 钟亮, 等. 黄精赞育丸治疗男性少弱精不育症45例［J］. 中国中西医结合外
   科杂志, 2008, 14（06）: 571-573.

［66］孙秀梅, 栾妮娜, 张兆旺. 黄精的炮制历史沿革与现代研究进展［J］. 山东中医药大学学报,
   2008,（06）: 518-521.

［67］唐翩翩, 徐德平. 黄精中甾体皂苷的分离与结构鉴定［J］. 食品与生物技术学报, 2008,（04）:
   34-37.

［68］李晓, 来国防, 王易芬, 等. 滇黄精的化学成分研究（Ⅱ）［J］. 中草药, 2008,（06）: 825-
   828.

［69］田启建, 赵致, 谷甫刚. 贵州黄精病害种类及发生情况研究初报［J］. 安徽农业科学, 2008,
   （17）: 7301-7303.

［70］孙哲. 中药黄精的基原鉴定与现代研究进展［A］. 中国商品学会: 第一届全国中药商品学术
   大会论文集［C］. 中国商品学会:, 2008: 10.

［71］杨汝. 贵州省黄精病害发生情况调查及叶斑病的初步研究［D］. 贵州大学, 2008.

［72］梁引库. 药用植物黄精研究现状［J］. 陕西农业科学, 2008,（01）: 81-82+94.

［73］苏伟, 赵利, 刘建涛, 等. 黄精多糖抑菌及抗氧化性能研究［J］. 食品科学, 2007,（08）:
   55-57.

［74］张峰, 高群, 孔令雷, 等. 黄精多糖抗肿瘤作用的实验研究［J］. 中国实用医药, 2007,（21）:
   95-96.

［75］龚莉, 向大雄, 隋艳华. 黄精心血管活性部位的筛选［J］. 中药新药与临床药理, 2007,（04）:
   301-302+331.

［76］孙世伟. 汉中地区黄精主要害虫发生及防治技术研究［D］. 西北农林科技大学, 2007.

［77］童红, 申刚. 黄精药材中黄精多糖的含量测定［J］. 中国药业, 2007,（09）: 20-21.

［78］田启建, 赵致. 黄精属植物种类识别及资源分布研究［J］. 现代中药研究与实践, 2007,（01）:
   18-21.

［79］谷甫刚. 中药材黄精种植技术研究［D］. 贵州大学, 2006.

［80］周晔, 王润玲, 唐铖, 等. ISSR法鉴定中药黄精与卷叶黄精［J］. 天津医科大学学报,

2006，（02）：178-180+189.

[81] 王东辉. 黄精的田间规范化栽培技术优化研究 [D]. 西北农林科技大学，2006.

[82] 张普照. 黄精采收加工技术及其化学成分研究 [D]. 西北农林科技大学，2006.

[83] 徐渭沅. 黄精多糖的提取工艺及其纯化、分离 [D]. 贵州大学，2006.

[84] 党康. 黄精的种质资源和生物学特性研究 [D]. 西北农林科技大学，2006.

[85] 田启建. 贵州黄精规范化种植关键技术研究 [D]. 贵州大学，2006.

[86] 张洁. 滇黄精化学成分的研究 [D]. 河南中医学院，2006.

[87] 王冬梅，朱玮，张存莉，等. 黄精化学成分及其生物活性 [J]. 西北林学院学报，2006，（02）：142-145+153.

[88] 王西龙，孙志伟. 黄精多糖的研究概况 [J]. 现代医药卫生，2006，（04）：514-516.

[89] 郭婕，张国. 黄精的现代化学、药理研究与临床应用进展 [J]. 齐鲁药事，2005，（12）：741-743.

[90] 刘雪莲，邹文俊，白红艳. 地奥紫黄精片免疫调节作用研究 [J]. 中药药理与临床，2005，（06）：63-65.

[91] 陈存武，周守标. 黄精属植物的研究进展 [J]. 安庆师范学院学报（自然科学版），2005，（04）：42-46.

[92] 胡敏，王琴，周晓东，等. 黄精药理作用研究进展及其临床应用 [J]. 广东药学，2005，（05）：68-71.

[93] 邢兰英，秦候喜，王金霞. 黄精抗衰老作用的临床研究 [I]. 吉林中医药，2005，（08）：50-51.

[94] 李友元，邓洪波，张萍，等. 黄精多糖对糖尿病模型小鼠糖代谢的影响 [J]. 中国临床康复，2005，（27）：90-91.

[95] 吴群绒，胡盛，杨光忠，等. 滇黄精多糖I的分离纯化及结构研究 [J]. 林产化学与工业，2005，（02）：80-82.

[96] 赵慧，林慧彬，段弘. 山东黄精和玉竹的资源状况及鉴别研究 [J]. 中医研究，2005，（06）：23-24.

[97] 周晔，王润玲，陈启蒙，等. 中药黄精的研究进展 [J]. 天津医科大学学报，2004，（S1）：10-12.

[98] 庞玉新，赵致，袁媛，等. 黄精的化学成分及药理作用 [J]. 山地农业生物学报，2003，（06）：547-550.

[99] 王易芬，穆天慧，陈纪军，等. 滇黄精化学成分研究 [J]. 中国中药杂志，2003，（06）：47-50.

[100] 陈兴荣，陈玲，马志敏. 滇黄精的药用价值与开发利用 [J]. 医药导报，2003，（04）：261-263.

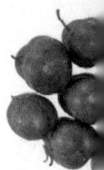

[101] 张瑞宇. 中药黄精的研究和开发利用途径 [J]. 渝州大学学报（自然科学版），2002，（04）：5-8.

[102] 陈兴荣，王成军，李龙星，等. 滇黄精的化学成分及药理研究进展 [J]. 时珍国医国药，2002，（09）：560-561.

[103] 黄瑶，石林. 黄精的药理研究及其开发利用 [J]. 华西药学杂志，2002，（04）：278-279.

[104] 陈兴荣，陈玲，狄勇. 云南药用植物滇黄精多糖的开发和应用 [J]. 大理学院学报（医学版），2002，（02）：20-23.

[105] 王志容. 黄精的药理作用 [J]. 江西中医学院学报，2000，（S1）：147-148.

[106] 王金芳. 黄精治疗病毒性皮肤病 [J]. 中医杂志，2000，（09）：523.

[107] 吴世安，吕海亮，杨继，等. 叶绿体DNA片段的RFLP分析在黄精族系统学研究中的应用 [J]. 植物分类学报，2000，（02）：97-110.

[108] 高中礼，张景龙，宋世刚. 黄精的药理研究与临床应用 [J]. 长春中医学院学报，1999，（02）：52.

[109] 顾伯生. 黄精延寿饮的临床应用 [J]. 河北中医，1996，（03）：23.

[110] 施大文，王志伟，李自力，等. 中药黄精的性状和显微鉴别 [J]. 上海医科大学学报，1993，（03）：213-219.

[111] 施大文，王志伟，李自力，等. 黄精的药源调查及商品鉴定 [J]. 中药材，1993，（06）：19-21.

[112] 李水福，陈锦石. 黄精混淆品长梗黄精的生药学鉴别 [J]. 现代应用药学，1992，9（03）：114-115.

[113] 方永鑫，杨斌生，欧善华. 黄精属几个种的染色体研究 [J]. 上海师范学院学报（自然科学版），1984，（01）：67-76.

[114] 苏宝昌，乌淑平，曹迈俭，等. 黄精对运动疲劳的影响 [J]. 辽宁体育科技，1981，（Z1）：16-18.

[115] 国家药典委员会. 中华人民共和国药典一部 [M]. 北京：中国医药科技出版社，2015：243-244.

[116] 中国科学院中国植物志编辑委员会. 中国植物志第15卷 [M]. 北京：科学出版社，1978：52-81.